瑜伽就是心灵修行

［印］斯瓦米韦达·帕若堤 著

石宏 译

北京时代华文书局

瑜伽要实践于日常生活中

> 说实语，说悦语。勿说不实的悦语，也勿说不悦的
> 实语。
>
> ——斯瓦米韦达·帕若堤（Swami Veda Bharati）

二〇〇八年，一天夜里约十二点半，家中的电话响了，在我匆促间接起，心犹未定之际，那头传来一个熟悉而慢条斯理的声音："哈啰，我是斯瓦米韦达，很抱歉要在这么不方便的时间打电话给你……"

"啊，斯瓦米吉，没有问题，您在任何时间打电话来，我都欢迎。"

"我们这里有个情况，我想尽快让你知道。本来我都已经准备好在下星期飞到香港，今天临时接到通知，下星期某某单位在德里安排了一个官方活动，要我以主礼人身份到场致辞。我们跟他们协调了一整天，由于种种原因，对方觉得近期内只有这个时间最为理想。这让我十分为难，因为你已经为我到访香港一事做好了安排，如果改期，必然给你们添加麻烦。所以我急着打这通电话，就是想听一下你的意见，你觉得我是否还是该如期来香港，把德里的活动给推掉？"

他总是把事情的轻重缓急告诉你，该怎么决定非常清楚，但是他不会用命令的方式"交办"，而是尊重你的意见，让你知情，所以是由你做出那个理所当然的决定。在征询你的意见时，他问的不是"你觉得我是否可以改期来香港？"这样的话虽然委婉，可是就不比"你觉得我是否还是该如期来香港？"来得受用。在联络的方式上，他大可以写一封电邮来解释事情的原委，至多交由助理打电话过来，可是他却亲自跟你通电话。这，就是斯瓦米韦达的行事作风。这，就是为什么大家对他心悦诚服。

我们可能怀疑这么细腻的手法是不是有必要，会不会降低办事的效率？何必如此讲究和气，以大师之尊何必跟一个才入门不久的学生晚辈赔小心？斯瓦米韦达提醒我们，人与人之间、族群之间、国家之间的误会和矛盾，往往不是由于说了什么内容，而是由于"说的方式"所引起的。

观察斯瓦米韦达几年下来，他对自己所奉持的哲学是处处身体力行。功利思想认为没有必要的客套，在他可是做人做事的原则，因为这就是在实践"非暴力"的理念。中国人说"事缓则圆"，他是绝对同意的。他说，走曲线比直线还快。我们以为没效率的温情沟通，到头来竟然才是最牢靠、最能把事情办好、最没有后遗症的待人处事方式。所以，他不是仅仅为了什么理念，而把时间和精力用来客套，他其实也是在用最有效的方式把事情办好，不只是求办到就行。

至于谦虚待人，他为我们介绍过一套印度版的"修齐治平"古训：能谦虚之人才能自律，能自律之人才能控制好自己的眼、耳、鼻、舌、身、意六根（瑜伽则是分为十根），能管理自己六根之人才能领导众人，有领导统御本事之人才能办事、才能治国。所以，谦虚的心态是成功的基本要求。

二〇一三年三月，斯瓦米韦达行将进入五年的静默期，他宣告自己将不再负责传承的日常运作。为了确保这个心灵的大家庭在他退隐乃至身后都能延续下去，他特别编写了一本小册子，题为《瑜伽修行的实践与运用》，里面说的都是要如何把瑜伽修行的原理和法则运用到日常生活，尤其是在与人相处的情境中。他在序文中写道：

> 如果大家忽视了这些原理法则，一旦此身因为禅定或是死亡而进入了静默，分裂就会发生，那我们服务上师传承的使命势必受损……
>
> 坐着把眼睛闭起来的那种修行不难，把种种戒律和情绪净化应用在日常生活里，才是难的修行。

这本小册子固然是为了一个瑜伽组织的成员而写，但斯瓦米韦达认为其中的道理更可以，也应该适用于一切团体中，从家庭成员的相处，到企业乃至国家的管理，都有参考的价值。他有弟子在美国从事企业管理培训顾问工作，已经把其中某些原理加以扩充演绎，编写在教案中，获得十分理想的回应。

大家可能觉得奇怪，瑜伽大师为何不去谈如何练身体、调呼吸、气脉拙火、三摩地、天人合一这些题目，而要苦口婆心地劝世、讲沟通的艺术、谈管理的方法？这就要回到瑜伽究竟是出世还是入世的问题。大师的回答会是："是的。"喜马拉雅瑜伽近代的传人斯瓦米拉玛说，我们同时是两个世界的公民，我们既要活在尘世，又要能超越尘世。这和中国儒家所提倡的"兼善天下"理念是相互辉映的。

斯瓦米拉玛和斯瓦米韦达一再告诫我们，瑜伽的道理要能应用

在日常生活之中，才不枉费功夫。他们引用瑜伽圣典《薄伽梵歌》
（II.50）中一句名言作为喜马拉雅瑜伽传承的校训：

yogah karmasu kauśalam
行事练达即瑜伽

从待人接物到洒扫应对，能做到练达，能圆融，就是瑜伽的功夫
所在。斯瓦米韦达念兹在兹要教会我们的，就是这些功夫。开头提到
的那一通电话，就是他在为我们进行身教。在大师眼中，一切题材都
是教育的机会。他的说话方式，所使用的音调和字眼，他的眼神，肢
体语言，行住坐卧的姿态，乃至于静默，都是在教育我们。他说，自
己去商店里买个东西，就是在为店员施教。

在他眼中，真正的老师不是在课堂中教学的那种老师，是能为人
师表的人。他常引用《金刚经》来勉励启发想要当老师的人。这似乎
有些意外而实不意外。原来他要提醒大家的是，佛陀在《金刚经》中
一再对须菩提说，有人用金山银山、用填满无尽三千大千世界那么多
的珠宝，来供养佛、来施舍众生，此人所累积的功德固然非常大，但
仍然远远不及有人引用一句经文、一段偈文，来教导及开示众生所造
的功德。换言之，天一样大的财布施，也抵不上一句真理的法布施。
斯瓦米韦达说，言过其实的人无异于井底之蛙，不知天高地厚。对于
当老师的人，还有什么能比这更令人鼓舞的？还有什么更能让人意识
到自己工作的神圣？

二〇一五年七月，斯瓦米韦达圆寂。他身体长年多病，有些人不
免会想，为什么瑜伽大师无法把自己的身体给调好？面对这个问题，
他在近年直接间接都回应过。他解释为什么斯瓦米拉玛，以及其他几

位近代知名大师，不为自己治病的原委。他也说过，自己走的瑜伽之路，目的不是在练身。更早以前，在一次以自我治疗为题的长篇讲座中，他最终"吐实"，原来他从来不花时间在"自疗"上面。没时间固然是事实，也是个借口，因为他走的是大乘菩萨道，是以众生的健康福祉为己任、为优先。对于有心助人的医师、治疗师，他鼓励大家去诵读《药师经》，尤其是药师佛的十二大愿。

本书收集了斯瓦米韦达的《瑜伽修行的实践与运用》内容，关于治疗的讲座和几篇短文，带有禅意的"在静默中言语"讲座，以及几次启发人心的讲演。虽然是以"集子"的形式，好像没有一个主题。然而，最上乘的知识是不可切割的，一即一切，一切即一。斯瓦米韦达所有的著作、讲演、表达，千说万说都是为了一个主题。也许，在您最静、心最清明的那一刻，会接到他的"来电"。

脱稿于二〇一六年

Guru Pūrnmā 上师节满月之日

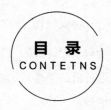

目 录
CONTETNS

第三部 瑜伽修行的实践和应用

第一部

瑜伽静坐与智性生活

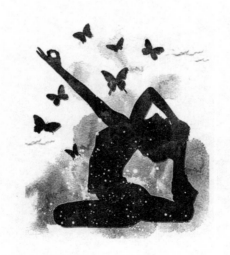

第1课　在静默中言语①

静坐导引

调整你的坐姿，头、颈、背保持正直，让身体静止下来，不要出现轻微摆动，不要抽动。身体静止了，心才能静止。

现在把心的注意力，带到你此刻所坐着的地方。

你的觉知力，就限制在此刻身体所占据的空间之内。觉知你的整个身体，由头至脚，由脚至头。身体绝对地静止，仅仅觉知此刻身体所占据的空间。

放松你的心，让心头所有的皱纹都舒展开来。

保持脊柱正直，身体其他部分都放松。

放松你的额头。放松你的眉头和眼睛。放松你的鼻孔。放松你的脸颊。放松你的下颚。放松你的嘴角。放松你的下巴。

保持颈部和脊柱正直，放松你的肩膀。放松你的肩关节。放松你

---

① 一九九八年，斯瓦米韦达在加勒比海库拉索岛的讲座。

的上手臂。放松你的手肘。放松你的下手臂。放松你的手腕。放松你的手。放松你的手指。放松你的手指尖。

放松你的手指关节。放松你的手。放松你的手腕。放松你的下手臂。放松你的手肘。放松你的上手臂。放松你的肩关节。放松你的肩膀。

脊柱正直。放松你的肩膀。放松你的胸部。放松你的心窝部位、肚脐、腹部。放松你的髋关节。放松你的大腿。放松你的膝盖。放松你的小腿肌肉。放松你的脚踝。放松你的脚。放松你的脚趾。

放松你的脚趾。放松你的脚。放松你的脚踝。放松你的小腿。放松你的膝盖。放松你的大腿。放松你的髋关节。放松你的腹部。放松你的肚脐部位。放松你的胃部。放松你的心窝部位。放松你的肩膀。

脊柱和颈部保持正直。放松你的肩膀和肩关节。放松你的上手臂。放松你的手肘。放松你的下手臂。放松你的手腕。放松你的手。放松你的手指和手指尖。

放松你的手指尖和关节。放松你的手。放松你的手腕。放松你的下手臂。放松你的手肘。放松你的上手臂。放松你的肩关节。放松你的肩膀。

放松你的下巴、下颚、嘴角。放松你的脸颊。放松你的鼻孔。放松你的眼睛、眉毛。放松你的额头。放松你的心念中枢。

把觉知带到你的呼吸上。好像你——整——个——身——体——在——呼——吸。呼吸往下，一直到脚趾，再回流往上一直到头顶，好像整个身体在呼吸。不是真的空气流到脚趾，而是能量之气在流动，充盈你体内每一颗细胞。

呼吸保持平顺，呼与吸之间没有停顿。轻柔、缓慢、平顺地呼吸。观察你肚脐和胃部之间的区域。观察这块区域在你呼气时轻微地收缩，吸气时轻微地鼓起。继续观察它的动态。

现在，体会呼吸在你鼻孔内流动、接触的感觉。缓缓地呼——气——，呼到尽头立即吸——气——，不要间断。持续这样的呼吸方式，继续体会呼吸在鼻孔内流动、接触的感觉。呼气到尽头，立即去感觉吸气进来。吸气到尽头，立即去感觉呼气出去。

呼气时，在心中默想"瀚——"的字音。吸气时，默想"搜——"字音。"搜——"与"瀚——"要连在一起，没有间断。保持呼吸平顺，没有停顿。

观察自己的呼吸、心念，以及"搜——瀚——"的字音，同流合体，形成了一道单一的流体。

呼吸之间没有停顿间断。继续感觉呼吸在鼻孔内流动、接触，维持"搜——瀚——"的念头，观察这股没有间断的觉知。

现在，放掉这股觉知，让你的心地进入完全静默的状态，像一座水晶湖泊，绝对地静止，没有任何涟漪。在这样的静默中待几秒钟，然后，从静默中，让那股觉知再度流动。呼气，感觉到出气，心中默念"瀚"字音。吸气，感觉到入气，心中默念"搜"字音。

再度回到那静默状态，待上几秒钟，然后回到呼吸和字音的觉知。重复这样的进、出。

保持那股觉知，轻轻地用双手掌罩住双眼，那觉知不要中断，继续觉知呼吸和"搜——瀚——"的流动，慢慢在手掌中睁开眼睛。不要打断觉知之流，慢慢将盖住眼睛的双手放下。

我稽首合十，向各位敬礼。

第1讲　意念才是静默之钥

各位晚安！

虽然我等了十一年才再次回到这个地方，我仍然和各位保持心灵上的联结，从来没有忘记过大家。

我们的传承有个特别之处，只要一旦有过心灵上的联结，即使你断了这个联结，但是，我不会，也不能断。一九八七年，我在此地待了一个星期，有好几位接受了启引。我可能无法记住他们每一位的名字和容貌，可是我一直都在为他们祈祷。心，是没有名字的；灵，是没有形相的。这就是我们传承所要传递的信息：心无名，灵亦无形。

你们各位不是什么别的，都是灵魂的主人。灵魂外面披着一层美丽而闪耀的袍子，我们称之为"心"。你挂这件袍子的衣橱，我们称之为"身体"。所以你可别误以为你就是那个衣橱。

我们对自己的面目往往有很多牢不可破的观念，就是因为执着于这些观念，所以引起了各种各样的苦痛磨难。

一年多前，我的上师离开了他的肉身。他临走前交代弟子们去整理的最后一本书，是本名为《神圣旅程》①的小书，书的标题是："神圣旅程：活得有意义，优雅地死亡"。那时，我们都没意识到他写的正

---

① *Sacred Journey - Living Purposefully and Dying Gracefully* by Swami Rama, Himalayan International Institute of Yoga Science & Philosophy, 1996.

是他行将动身的神圣旅程。他离世之后，我再细读这本书，才明白他已经在书中回答了弟子们在大师离世后通常会产生的疑问。书里有一章，他提到世人给自己种种不同的面目，例如，有时候我是愤怒的，有时候我是平和的，有时我安静，有时我聒噪，到底哪个才是我？我个子高、我个子矮，我胖、我瘦。你身高一百七十厘米，对面走来一百八十厘米高的人，你觉得自己很矮。可是当你站在身高一百五十厘米的人旁边，你又自觉高大。你到底是高，还是矮？这些面目是流动不居的，正如同沙漠中的流沙一般。它们跟你的本来面目毫无关系。

至于我们的"精身"是笼罩着肉身的光环身，它比肉身的范围又多了十二指节。精身在头顶之上还延伸出十二指节的高度，有的瑜伽士打起坐来就是专注在那个精身的顶点，定在那一点上，第九十六节之处。精身在肉身的脚底之下也会延伸十二指节，所以它的范围一共是九十六再加十二，总合一百零八，正好是一串念珠的数目！

我们之所以有苦痛，就是因为抓着这些虚假的面目不放而引起的。这道理你听懂了，可是，你回家站在镜子前，你仍然会赞美或是批评镜中的自己："我好看、我不好看""我脸上是否开始有皱纹""我的皮肤是否平滑"诸如此类。因为你误把这个"载具"当作真正的你，而我们往往乐此不疲。你正开着车子，忽然辗过路上一个坑，你停车检查，车子被戳穿了一个洞。你说："我被戳了一个洞！"那个时候，你又把车子认成了自己。不是吗？

我们在心灵上下功夫，就是要超越这些假面目。斯瓦米拉玛在那本书中写道："大家老是把种种形相视为自己，心念的形相也不例外。"例如，愤怒的情绪来了，你就想，我生气。究竟是谁在生气？你要问这个问题，是谁在生气？当你说你生气，就是把那个愤怒的情绪视为你自己。把情绪当作自己。然而，我们不可能是情绪。身为人类，我们会有生气的情绪，会体验过愤怒的情绪。但是我们不是愤怒，不是任何情绪。

同样地，我们不是这个身体。我们有个身体。可是我们的语言却颠倒过来，我们说："我有灵魂。"这是个可笑的说法。你说："我有件披肩，我戴上它，我脱下它。这是我的披肩，但是我和披肩不同。"你有没有听过哪个披肩会说"我有个人"？可是你却会说"我有灵魂"。是谁在说？你说："是我。"但谁是这个"我"？灵魂是否会说"我有个灵魂"？难道灵魂拥有另一个灵魂不成？所以这个说法根本是个笑话，是没有意义的表述。披肩不会说："我有个身体，我是个人！"

我是灵魂！是我有个身体。身体自己哪能主张它有个灵魂！假如身体有灵魂的话，你有没有在殡葬场遇过一具尸体，它说："嘿！来，来这里。我告诉你，我曾经有过一个灵魂。"身体是个物质，它自己不会说话。那么是谁在说"我有灵魂"？所以你一定要记住，我是灵魂，我有个身体。

斯瓦米拉玛不断地提醒我们："这个身体不是我们！是我们有个身体！"身体不过是工具，是供我们使用的。不要认为自己是一百七十厘米，黑头发，黑眼睛。不是的，我们不是这个。但是，我们却认为自己就是这个。所以有人批评我们的外貌，我们就觉得被伤害了。我们看到自己的身体逐渐老化，就感到恐慌。这就是"身见"，因为我们只意识到身体。一旦你学会分辨什么是"会朽的"，什么是"不朽的"，"明辨智"就会大放光明。

死亡之于真正的那个我，是鞭长莫及的。"死亡"这个观念就是个谜团，其实根本没有这回事，可是大家都怕它。就像有人害怕进入一间伸手不见五指的房间内，却也不知道自己究竟是在怕什么。只要把灯一开，就知道没有什么可怕的。

所以，我们要明白静坐是为了什么。静坐的目的，是让我们停止执着于这些虚假无常的面目，从而去找到内在那个真实永恒的自己，那个不会改变、不会缩小、不会放大的自己。一个身高一百七十五厘米的人，他的灵魂不是一百七十五厘米。一只蚂蚁的灵魂，不是大小如一只蚂蚁。同样，一头大象的灵魂，不是大小如一头大象。否则，大象的灵魂岂不是会比被尊称为"大士"（Mahātmā）的印度国父甘地的灵魂还要巨大？

苦痛磨难皆源于自己的设定

那个永恒的，是不受尺寸所限，不受这些习惯、设定所左右。我们的一切苦痛磨难，都是自找的，是自己造出来的，都是由于我们执着于某些习性、某些设定。我们将自己视为一堆设定的组合，你会根据你所受的设定去思想。孩子出生时，她不会对母亲说："嗨，妈妈，我的名字是珍妮。"她是被别人设定为珍妮，旁人不断对她说："珍妮，过来。珍妮，坐下。珍妮，别哭了。"所以孩子认为自己是珍妮，是美国人，是中国人，是印度人，等等。

这些都是设定，都是外力加之于她的。心灵已觉悟的人，就能够摆脱这些设定，不再执着于自己的习气。

是习惯让我们认为自己是这些设定。比如，视自己为一名母亲，其他都不是，就是种习惯。视自己为一名女儿，其他都不是，也是种习惯。习惯让你的心起了执着。执着令人痛苦。这些执着是怎么来的？斯瓦米拉玛说过这个故事，弟子对师父说，世间的一切都令我感到痛苦，我究竟该如何摆脱这个世界，超越这个世界？师父就让徒弟跟他去林中散步，走着走着，师父藏身在树林中。徒弟正在寻找师父之际，忽然听见师父在林中呼救。他循声找过去，只见师父正紧抱着一棵树大呼："救我！救我！放开我！这棵树不放我走！"徒弟纳闷不已，就说："师父，对不起，看来是你抱着树不放，不是树不放你走。"师父说："噢，是吗？那么，究竟是世界不放过你，还是你放不下世界？"

问题来了。你会说，请问你是否主张我们应该离弃自己的家庭、工作、国家，跑到喜马拉雅深山里，找个洞躲起来？我不是这个意思，你不应该这么做，何况你也做不到！就算你抛弃一切，你还是没有真的抛下它们，它们还是会跟着你走。它们全都还跟着你，因为它们仍然藏在你的头皮底下，在你的心中。你无法把它们留下来，自己跑去什么地方躲起来。就像有次一位女士来看我，她抱怨自己的先生整天不停地埋怨她。我对她说："真要恭喜你了，因为你先生一直把你放在他的心上！"所以，不论你要逃避什么，它们还是会留在你的心中挥之不去。

这个情况也适用于许多人会问的另一个问题，他们老是抱怨在祈祷或静坐时，各种念头会不断地冒出来，它们究竟是从哪里来的？答案是它们来自你过去所接触到的一切。这些"作为"分为三类，身体的作为、言语的作为、心念的作为。其中，心念的作为是最强大的。纯粹身体的作为不算什么，如果没有牵涉到心念，没有作为，就只能算是个"事件"，这也就是谋杀和意外的不同之处。

所以，我们一定要非常、非常注意自己的心念，任何时刻都要盯住。这才是真正的禅修之道。重点反而不是你在静坐时的心念状态如何，而是在其他时候，你的心念放在什么上面。因为构成人格最主要的部分是心理层次，"你"不外乎是你过去所留下的所有心印的总和，你的身体是依照着心印而成形，你的个性习气更是如此。你们有没有见过夫妻结婚三四十年之后彼此变得越来越相像？这是因为他们开始接收了对方的心印。有些人在用静坐之道彻底净化自己的情绪之后，连面容都改变了，我见过好几个这种例子。

因此，我们不是在说你可以丢下你所应该要经历的人生，逃离自己的责任，躲进喜马拉雅山的洞穴中。不是的。以我本人为例，我从一九四七年离家外出，到世界各地巡回讲演，至今没有停过。常常每晚睡在不同的床上，今天在这个城市、明天在那个城市，这个国家、那个国家，各地不同口味的食物，不同的东道主。在每个地方都遇见不同的人，他们毫无例外都是如此热情地接待我。这就是我的人生，有见不完的人，去不完的地方，教不完的学生。我哪里有办法抛下这些，躲到山洞里去？我的上师对我说："你只剩下一个洞穴可以躲。"他指着我的身体说："这就是你的洞穴所在。"这些年我所到之处，如果是住在当地人家中，第一天我会现身和主人聊聊，之后我就待在房中躲进自己的洞穴里，办我该办的事。所以，在世间生活，旅途奔波，对从事心灵修行之人而言，都不是障碍。

我常对人说，我的静坐功夫有一半是靠当年在美国的机场里练出来的，在机场等候飞机是我最好的时机，没人认识我，没人会来打搅我。很多人埋怨没有足够的空闲时间去修行。我每到一地都对大家说："你的心有大把时间！"我上一站所停留的地方是美国纽约州的奥班尼市，我对来听课的朋友说："我以前住在美国明尼亚波里市，从我们当地的禅修中心到机场的距离是我三十四次的呼吸。各位今天晚上听完课回家时，请数一下从此地到你家的距离是几次呼吸。"第二天晚上，我问大家有没有做这个功课，结果在前一天出席的一百位当中，只有三位记得数呼吸，可是这三位分别表示做不了几分钟就被其他念头给打断了！如果明天我问你，从这个地方到你家的距离是几次呼吸，你答得出来吗？所以，不要说自己没时间，其实可以利用的时间有一大把，到处都是机会。

在静默中如何言语

回到这次讲座的主题，题目是："在静默中言语，断食时用餐，匆忙间禅修"。你可能觉得这话根本是矛盾的，在静默中怎么说话？让我为你读一段文字，这是取自我写的一本书，书名是《万阳之光》①。

> 言语之静默并非静默。
> 内心之静默方是真静默。
> 静默是无穷之"词语"，是玄妙。
> 世界之初乃彼静默，彼静默存于玄妙中。
>
> 发自静定、无声、安宁内心之字语，
> 即是启发人心之言语，
> 回响世间千百年而不绝。
> 你禅定静默中，自会冒出如此词语。
>
> 履行静默之际，非真理不语。

---

① *The Light of Ten Thousand Suns* by Swami Veda Bharati, Full Circle Publishing, 2001.

说实语，说悦语。

勿说不悦之实语，勿说不实之悦语。

远古之静默理法为，凡是发自深沉静默中之言语，

无不应验。

在静默中言语是可能的，让我为你解释这个道理。你曾留心过普通人讲话的方式吗？大多数在公开场所演讲的人，都很用力地发声，近乎是在呐喊，双手不停地舞动，有的甚至在台上快速来回走动，非常戏剧化。我甚至听过美国某些教人练习放松法的录音，录音者用有力而急促的声音说："现在放松你的额头！现在放松你的眉头！"你可以选择用这种方式去说话。

或者，你可以进入内在的静默，从那个地方说话。如果是发自静默中的言语，你的声音会是柔和的，但是一字一句都能让人听得清清楚楚，比用吼叫的效果更好。而你可以视情况需要来改变你的声音。

所谓"改变声音"是什么意思？首先，你要问，心究竟是什么？有些人认为心就是这些不停冒出来的思想。那只不过是浅层心的表面而已。你站在海边，你看到的海是什么样子？你看见海浪，也会听见海潮的声音，这就是大多数人所认识的海。可是有过潜水经验的人就知道，到了离水面十英尺以下的地方，波浪和潮声都没有了。知名的法国海洋探险家库斯托（Jaeques-Yves Cousteau）写过一本书，书名是《静默世界》（*The Silent World*）。他的这本书让我对潜水产生兴趣，我非常爱好这项活动。有时候我会戴着氧气筒到海底静坐，那是非常美好的静坐之处，鱼都会游过来向我的蛙镜里面望，是非常奇妙的经验。你越是能静下来，大自然就越能跟你相应。

海洋的深度是有很多层次的，一到不同的层次，海洋就会变得不

同，温度、压力、洋流、生态等等都会不同。我们的心是个同体的巨洋。你要明白，依照瑜伽传承的观念，个体心是不存在的。我们以为是自己个体的心，其实是被区隔的心。所谓被区隔的心，是同体心的一小部分被限制于具有某种外观的个体，因而展现出某些特质、依某种特定方式操作。举例来说，假如我把十个空桶沉入海中，海水会填满十个桶，但是否会变成十个海洋？有的桶比较大，有的桶比较小，桶中都同样是海水，只不过在桶中的海水是被区隔的。一旦桶子没有了，区隔就不存在，海水仍然是同体的。我们的心也是如此。

换另外一个角度来理解，我们的心是个同体、遍在的能量场，被区隔的心有如这股能量流入个别的电视机，依你所收到的信号波段不同而显示出不同的画面。

你所认为的"自己的心"，只不过是表面的那一浅层，就像海洋表面有波浪。你可不要被那表面的现象牵着鼻子走。有人说："我打坐时，心中不断涌现各种各样的念头、影像，我该拿它们怎么办？"我问你，在水下的潜水员该拿海面的波浪怎么办？他需要对付海面的波浪吗？他是否需要试着去平伏它们？他是否需要去理会它们？他根本不必去理会水面的波浪，他潜在水面下往上望，看到自己搭乘的船随着浪而起伏，心中想："嗯，船还在上面。"

同理，静坐之人不需要去理会心的表层波浪，他是下潜到心的深层处。那些深层的地方是宁静的、静止的，是绝对静默之处，他停留在深处。此时，他搭乘而来的船还是留在海面上，还是在随波起伏。所以，当你在深沉的静默中，对外的感官意识仍然会有作用。明白吗？

因此，你表达的言语发自不同的心念层次，所发出来的声音质量就不同，对听你讲话的人所起的效果也就不同。发自表层心念的声音，听起来是不悦耳的，会有扰乱的效果。当处于深层宁静的层次，你送出一个小小的指令，让言语继续。这就是在静默中言语的道理。

这需要训练、需要时间，不是立即可以做到的；光是柔声说话，并不尽然表示自己的心已经处于静默中。闭嘴不说话比较容易做到，当然对于某些人而言，闭嘴就已经很困难了。光是闭上嘴，也不代表是在静默中。例如，有的妈妈被家中喧闹的孩子吵得受不了，就赶孩子出去，说自己需要静一静。可是，一旦孩子们都出去了，她坐下来的第一件事是打开电视。这能算是静下来了吗？不过是用一种噪音去取代另一种噪音罢了。如果你内心没有那份静默的话，你会忍受不了外在的寂静。

改变自己的设定

我常说，为什么有人要选择受苦？现代人大多饱受寂寞之苦，尤其是西方社会里，有好多寂寞的人。在监狱中，有些犯人被单独禁闭，只给水和面包。这是种特别的处罚，目的是给犯人吃苦头。可是我们也知道有些僧人，他们选择闭关，一个人待在关房斗室中，也只靠白水和面包为生。禁闭的犯人受的是隔离的痛苦，闭关的僧人却是乐在其中。两者所处的外在环境相同，但是心境却有天壤之别。如果同一位犯人在出狱之后洗心革面，出家成为僧人，他将会乐于进入关房。

所以，苦的感受是自己造出来的，完全在于你用什么方式去解读自己的遭遇，而你解读的方式又完全取决于你的心态。你的心态就是一种设定，这种设定就成为你看事情的习惯。所以我们要试试检查自己的设定、自己的习气观念，而不是把重点放在外在的环境条件上。只要你能改变那设定、改变自己的习气，你对外在环境条件的感受就自然不同。同一个遭遇，本来会令你心烦意躁的，现在你却能心平气和处之泰然。这是一门非常细致的功夫。

有时候，你一个人待在家里，没有讲话的对象。这不一定代表你是在静默中，因为你的内心还可能处于喋喋不休的状态。取决点是你的意图。在我写的那本名为《修行五柱》①的小册子里约略提到这个主题。你的意图决定了一切，你的意念才是静默之钥。就算家中很热闹，你可以决定自己要进入静默半小时。有了那样的决心，你就能保持在相对的静默中。只有你一个人在家中，决定要守静两小时，那你才能得到静默之果。

禁食的道理是一样的。断食一整天不难，在刚刚好填饱肚子之际立即放下碗筷才难，更难的是在填饱肚子之前少吃最后的三口或五口！我认识一位美国的肠胃专科医师，他对肠胃的构造、疾病及治疗无所不知，可是自己的胃大得像个鼓！他是别人肠胃的专家，把别人的肠胃都医好了，偏偏不是自己肠胃的专家，连自己肚子饱了都不知道。我们绝大多数人都跟他一样！不是吗？我们连肚子已经饱了都不知道。我们能饱读诗书，天文地理无所不知，却不知自身何时饱腹。

有一年在美国，我们的上师斯瓦米拉玛要开一门课，叫作"禅修

---

①　《修行五柱》已经收录在斯瓦米韦达所著《夜行的鸟》一书内。（*Night Birds-A Colletion of ShortWritings*, Ahymsin Publishers, 2002；中文简体版由中央编译出版社出版发行，2014）"修行五柱"分别是：静止、断食、静默、戒淫、伏眠。

高级班"。消息瞬间传遍各地，弟子们纷纷由各地赶来听讲，人人都不想错过，大家都希望自己的静坐功夫能更上一层楼。所以来了一大群人，我也当然敬陪末座。课程是在星期五晚间开讲，斯瓦米拉玛站在大家面前，滔滔不绝地讲了整整一个半小时，内容是："养成规律上大号习惯的重要性"。他质问大家："你们这些人想深入禅定，可是如果连这个都不能有规律，你还有什么别的能有规律！"

我们常常高谈阔论，喜欢讲大道理，小事情却做不到。

今天就讲到此处，明天再继续。不过我要提醒大家，我们开头一起做的那个大约二十五分钟的静坐，希望你们能够照着练习。这算是初步的静坐练习，等你们熟练了，我再教大家下一步。如果你已经在我们传承中接受过启引，在这个阶段的方法略有不同，我们会另外找时间说明。

不过我要强调一点，如果你没办法每天腾出二十五分钟，那也无所谓。我教你另外一个办法。你所需要的，就是一分钟。每次只要一分钟，两三分钟更好，不用多。你不妨现在试试。

坐直。假如你是坐在椅子上，最好能坐在椅子的前缘，才容易保持背部正直。放轻松。把注意力带到你此刻所坐的地方，感觉你的整个身体，从头顶到脚趾。把紧张的情绪放下。放松额头，放松下颚。放松肩膀，一路放松到手指尖。放松胸部、胃部。放松髋关节，一路放松到脚趾。放松腿部肌肉，放松髋关节、肚脐、心窝部位、胸部。放松脸部、额头。

轻轻地把注意力带到呼吸上，体会气息在鼻中流动和接触是什么感觉。轻柔、缓慢、平顺地呼吸。呼气到尽头时，下决心不要停顿，立即去感觉吸气。吸气到尽头时，下决心不要停顿，立即去感觉呼气。保持呼吸平顺、轻柔。

现在，在你心中决意，下面的一分钟之内，没有任何杂念，就专注于感觉自己的呼吸在鼻中流动和接触的情形，呼吸之间没有停顿。一分钟，现在开始……

保持觉知这股呼吸之流，轻轻地睁开眼睛。眼睛睁开后，继续觉知呼吸之流。

很多人仍然闭着眼睛，不想出来。这就是一分钟静坐。你是否感觉到自己的心境已经有所不同？只要一分钟就够了。每天这里一分钟、那里一分钟。站在巴士站等车时的一分钟。你去参加宴会聚餐时，在目的地之前两个街口停下来，练个一分钟。聚会结束后，在回到家之前两个街口停下来，给自己一分钟，整理一下心境，把刚才聚会时紊乱的心收回来。每次只要一两分钟。如此重复地多做，你就能锻炼出进入静默的技巧。

在用餐前，你可以祈祷或静默一分钟，那你很可能就不会过食，因为你的心念会处于断食的状态，只是身体在吃。这才是真正"在断食时用餐"。

第2讲　静坐的乐趣来自永恒的自己

印度最伟大史诗《摩诃婆罗多》（*Mahābhārata*）的作者圣人威亚萨，他曾经陷入绝望，高举双臂呼道："因为有道，一切才得以实现。为什么世人就是不肯循道！"

同样地，我们只要肯坚持前面所教的简短静坐，我们的心念就能沉稳，人生一切都能因而变得稳定。如果你有静定的功夫，你就会有吸引力。虽然上帝没有赐给你有如天仙的容貌，可是你上街走进一群陌生人中，大家都会在你背后耳语叹道："这个人真美！"你既然已经尝到这样简短静坐的美好滋味，为何不天天利用生活中的空档去品尝它？

我常对人说，我从来不信纪律，只信享乐，我是个享乐主义者。假如我们把吃糖果变成一种宗教纪律的话，世界上的糖果店都会关门，生产糖果的工厂也会倒闭。可是因为吃糖是种享受，大家都爱吃。

假如你把静坐看成是一种纪律，你就是被强迫去做，纵然是你自愿强迫自己去做的。问题是你因为害怕或敬畏上师而做，不是因为爱而做。如果是这样的话，静坐就帮不了你。

静坐应该要能够为你的人生带来安详、信念、稳定的活水源头。你依照我们前面所教的方式去坐，是否能享受这个过程？你站在路旁等巴士，过了二十五分钟巴士还没来，你不停地探头远望，不停地失望，这二十五分钟一定会觉得很长、很难过。同样的二十五分钟，坐在这里闭着眼睛，身体保持静止，你却享受它。这二十五分钟，你是和你的宇宙真爱在一起，你是从仙壶中啜饮真露，你为何还需要去饮用凡间之酒？你尽管去喝个酩酊大醉，这种真露之酒不会让你有宿醉之苦，早上醒来头不昏不痛。晚上睡觉时，你可以躺在床上数着自己的呼吸。与其数羊而眠，为何不数息而眠？还有，你应该也要教孩子开始静坐。

理想的启蒙教育

当然，理想的启蒙教育其实要更早开始。对孩子的教育应该从几岁开始？你想知道吗？应该从受胎之前就开始训练孩子，可是大家都不知道这个道理。如此，孩子生下来就已经有了一定的训练，无论你想给孩子什么训练都行。在那段时间里，你可以训练你未来的孩子成为酒鬼，成为一名容易动怒的人，你也可以训练出一位先知、圣人、贤人、智者、心灵导师。决定权操之在你。

我们前面说过，造业最主要的是心念的作为在造业，其余的作为，像是言语动作，不过是表达出来的心念作为。你不停地动某种念头，幻想也好，欲望也罢，都是在培养自己的心地形成某种习性，养成某种人格，终有一天念头会变成实际的作为。斯瓦米拉玛说，人类生下来时都只能算是半成品，必须要把自己变成完美的成品。可是我们都只是在让自己"完结"，却没有让自己完成。人类和宇宙其他产物不同，宇宙其他产物生下来不是静止不前，就是开始衰败。唯独人类具有觉性，有意志力，能下决心，如果他希望完成自己，他可以做到，只有人类才能做到。所以，在那段时间里，夫妇两人都要知道该如何训练自心，重新训练，重新设定自己。他们需要不断地祈祷、不断地持咒，选择圣洁的生活方式，采取圣洁的作为，培养圣洁的心态和情绪。

我本人就从来没进过学校，从来没上过课学习过什么。需要文凭、学历时，我就坐下来参加考试。我的博士论文在还没申请学位以前就写好了，第一稿交进去就过关取得文凭。这都不是我的功劳，而要归功于我的父母，因为他们在我受胎前做了他们该做的事。世界需要精神导师，你们可以为世界制造圣人，不要坐着呆等基督再来、弥勒下生或上师转世。起点是，你要把静坐变成是一件乐事，天天去享受它。

专心才能享受

目前你完全没有在享受人生，因为你不懂如何去享受，我建议大家该好好阅读斯瓦米拉玛那本名为《享受人生之艺》①的著作，反复去读。很多人都因为暴食而把肚子撑大了，却仍然有股不满足感。有人问我："为什么我会暴食？我用餐前都决心不要暴食，可是最后仍然吃过头。"我说："因为你没有在享受进食。"他说："什么？如果我不享受进食，为什么会吃过头？"会吃过头，正因为你没有在享受进食！你只是在吞咽，在大口把食物往嘴里、肚里塞。

享受，是因为能专心才能享受！你要记住这个道理。你根本不懂品尝食物，不懂如何专注于每一口食物。否则，只要一小口橙汁也能把你送到喜乐境地。我可没有夸大其词，饮用橙汁对我就是极大的享受，而你却没有尝过什么才是橙汁，你没学会，也没人教过你要去专注于那微妙的味觉、口感。你会的话，只要一口就能让你喜乐不已。巧的是，在印度的《奥义书》中，"神"也被称为"rasa"，这个梵文字的字面意思就是"汁液""精髓"。经文说："他是汁液，他是滋味，他是精华。因为那rasa，修行人觉得喜乐充盈。"

所以，在禅定的心态中享受食物，就是断食。断食的意思是好好享受食物。如果你能用这样的心态去享受，那你所经验到的，就会是圣洁的喜乐。

---

① *The Art of Joyful Living* by Swami Rama, Himalayan Institute Press, 1989，中文版书名译为《心的嘉年华会》。

永恒之光在你我之中

容我再为你读一段短文，取自《万阳之光》。

　　地是光。天是光。你肌肤之美感、你孩子脸颊之柔嫩、你眼中之爱意都是光。是光变成了一片叶、一段枝、一棵树。光是由一座光之山中流出，形成一条光之河。凡是你无法经验到的，就不是光。其他都是光形成的海洋中的波浪，那光是无尽喜悦，是神圣喜乐。真理之湖以及虚假之幻影都是光。

　　你听见的歌曲是光进入你耳中。甜美的滋味是光落在味蕾上。爱是你心中的光，正如同禅定是你灵魂之光。光披着许多外衣，其中最亮的那件是你的祈祷。音声是宇宙之波，言语是神之灵，它们是你内在之光，穿戴着的身体是外在表层之光。

　　既然你的眼睛生来只是为了看见光明，你为什么要崇拜黑暗？将你黑暗的愤怒以及深深的郁闷放在一旁。让我们保持静止片刻，光波的伙伴们；静止。你不见自己焦躁的风已经平静，决意之光又照亮了你的内心？在真理智慧之光的神坛上，点燃一盏爱之光。

　　从今日起，愿你走起来像是光的生命体，留下光的足迹。让光成为你唯一之乐。光。

圣人、瑜伽士、先知们为了要引领我们走出苦痛，所以传授我们喜乐之道，也就是光之道。不是那种一时亮、一时暗，一时亮、一时暗的光，而是永恒之光。那个光芒就在你我之中，当你真的见到了，就会自觉鲁莽，居然没意识到我们都是光之生命。瑜伽大师能给予弟子最高的启引，是启引弟子进入光中，让弟子见到自己就是光之生命。你该寻求的，是那个喜乐，那不叫纪律。

不管你的外在从事什么活动，你内心最深处要时时念着那个本我，那是一切的本我。要像个热恋中的人，时时在惦念中。新婚的恋人在婚后第一天上班，无论工作再忙，彼此还是会整天思念着对方。一位母亲在厨房中忙着做饭之际，她的宝宝睡在隔壁房的摇篮中，宝宝只要一转身，母亲立刻就进来探视。她是怎么办到的？因为她心中有一条线无时无刻不系在宝宝身上。欧洲中古世纪艺术作品非常流行的是耶稣基督的圣婴形象，到了现代反而少见。印度主妇最喜欢神明奎师那的形象是婴孩奎师那，几乎家家户户的厨房碗柜中都有个在爬的婴孩奎师那。因为，如果你无法将神视为自己的父亲、上师、爱人，就把神明视为睡在自己心中摇篮内的宝宝，像一位心念始终系在宝宝身上的母亲，无论再怎么忙，无论身在何处，心中的那条线让她无时无刻不惦记着自己的宝宝。

你要做到时时刻刻不忘持本我的地步。一定是要得自正统传承在启引时亲口授予的真言，才具有力量。它是源自你心灵导师的一滴心识，经由启引的过程滴入你的心识中。它是一滴光明，是一滴静止。那个静止是由他的上师所传授给他，而上师的静止又得自于他的上师，上师的上师又得自于他的上师，是如此辗转一代一代传下来，往上可以追溯到至少五千年之前！

瑜伽的传承史观

有一本《大森林奥义书》(*Brhadāranyakopanisat*)，成书于公元前十四世纪，它列举了到当时为止所有六十九代的祖师，谁传给谁，谁又传给谁。这世界上，有些文明的历史是在记载那一年谁征服了谁，谁推翻了谁，谁是帝国的君主，谁建造了金字塔一类的事迹。那是他们的史观。瑜伽和禅定则是源自一种完全不同史观取向的文明，谁征服了谁，谁推翻了谁，谁是帝国的君主，一共建造了多少金字塔等等，丝毫不重要。以前印度人几乎没有写过所谓的"史书"，对于"历史"并不重视。可是印度古人写过规模宏大的"史诗"，《摩诃婆罗多》是人类有史以来最长的史诗，长达十万句之多。今天的历史学家对于这部史诗所记载的历史"事实"以及它的年代有许多争议。

但是他们不了解，《摩诃婆罗多》不是历史，它的目的不是在告诉我们以前"曾经发生过什么事"，它的目的是告诉我们，当如此如此的力量相逢，"就会发生什么事"，而《摩诃婆罗多》里面所描述的战事，今天仍在发生！

所以，瑜伽和禅定所源自的文明史观是，谁传法给谁，谁又传法给谁。时至今日，两位斯瓦米初次见面时，他们会先向对方说"南无那罗延那耶"(Namo Nārāyanaya)，意思是"我向您内在的神明礼敬"。Nārāyana（那罗延）是至尊神明毘湿奴的另一个名字，字面意义是"在水面上默思者"。这和《圣经·创世纪》所描述的在水面默思的神之灵，可以说是完全相同。斯瓦米也不会问对方："请问您从哪里来？"而是说："请问那罗延是哪里来的？""请问那罗延的道场在哪里？"其次，我们会互问："您的传承是哪位？"而不是问："您的传承是什么？"这是间接在问："您的上师是哪位？谁是您的导师？"要这样问答之后，我们才算是彼此认识了。师承是非常严肃而重要的。

这使我想到有些国家的入境表格要你把自己的来历交代清楚，乃至要填写父亲的姓名，我每次都要迟疑一下，因为我已经出家，不可以有父亲。这还不算什么，最令我感到好笑的是填写"婚姻状况"，是已婚、离婚、丧偶还是未婚。为什么没有"出家人"的选项？让我不知道该如何作答。

在传承时，上师传给徒弟的是真言，以及给予徒弟为后代求道人启引的力量和资格。相传人类这一劫循环的始祖是摩奴（Manu），一日他决定将自己的所有财产都分给儿子，但是最受宠的小儿子却没分到，因为他被送去"上师之家"（gurukulam）学习。这是一项古代的教育方式，所谓的上师之家在当时就是上师在森林中隐居的房舍。等小儿子回家后，发现所有财产都被兄长们分光了，不免失望，摩奴却对他说："来，我把最珍贵的留给你，就是天启给我的一段真言。"所以父亲就把天启的真言传了小儿子。在传承里，当我们要持诵某个真言时，要感念那位首先受到天启而将真言流传下来的圣人。但是这个由摩奴传给儿子的真言，在《吠陀》中却告诉我们要感念儿子，而不是感念受到天启的父亲。这是一段有趣的典故。

根据《大森林奥义书》，我们传承到了公元前十四世纪已经有六十九代。那个时代的人，尤其是这些祖师，通常会比现代人长寿，但就算每一代祖师的"任期"平均是二十五年好了，六十九代就差不多有一千七百年，我们算两千年好了。所以要往公元前十四世纪再上溯两千年，从公元前十四世纪到佛陀是八个世纪，从佛陀到耶稣基督是六个世纪，从耶稣基督到制定斯瓦米僧侣制度的圣人商羯罗阿阇梨（Śaṅkarācārya）又是八个世纪，到我们现代又是十二个世纪。

因此，这个传承已经是至少有五千四百年之久的师徒相传不绝的体系！我们所秉承的、所联结的，就是如此源远流长的传承。当你在谈及我们的传承，当你接受启引、领取真言时，你应该要了解自己已经和这整个传承之链联结在一起。我的上师斯瓦米拉玛以前对我说过："你出什么状况，整条传承之链都会为之震荡。"那时我还没有出家，有时碰到世间不如意的事，也会担心忧虑，或陷入情绪低谷，这时他就会打电话提醒我："因为你，整条传承之链都在震荡！"他常安慰我："要知道，现在已经不再是你独自一人在处理难题了！"

大家不明白这是一份多大的缘分。所以你该接受这个联结，珍惜它，享受它，然后学习进入心内更深的层次。

很多人抱怨："我学习静坐这么多年了，可是我就是没有什么进展，无法更深入，无法超越。"朋友，这有两个解决之道。一个是你的付出，另一个是你要找到一位能够拉你一把的老师，帮你突破。其后，你当然还是需要继续付出努力。但是在这突破还没有来临之前，当你碰壁时，你要有勇气，要发心，对自己说："我下决心要超越、要突破这道墙。我要扯下这层布幔，要进去。"慢慢地，慢慢地，你就会超越，抵达下一个境地。

真理密行的力量

我讲一段故事，跟这次讲座的主题有关。不过，为了让你更容易明白这个故事，我又必须先讲另一个故事。有些人可能已经听过这些故事，就耐心再听一次吧。这些故事都是出自印度的古籍。

　　梵文有一个传统的词叫"真理密行"（satya-kriyā），字面的意思是"如实遂行真理"，真理密行是始终默默地重复实行某一件善行而不张扬，这个行为本身就会累积能量，可以凭之起誓而得到应验。如今的印第语中也有这个词，不过就只有单纯的发誓之意。可是你发誓是以什么来起誓？一定要有某种力量在其后，誓言才会灵验，而那个力量应该是真理的力量。第一个故事就是在解释真理密行的力量。

　　话说印度古时的明君阿育王，有次来到恒河边，他的大臣陪侍在侧。

　　阿育王忽然心生奇想，就问身边的大臣："不知道世上有无可能让河水倒流？"

　　大臣们小心翼翼地回答："禀皇上，人力胜天的事很多，但是这一件恐怕难以如愿。"

　　此时正巧有位妓女站在附近，听到这段对话，就上前对皇帝说："请容许民女向圣上禀报，我并非对您贤能的大臣们不敬，但是要河水倒流确有可能。"

　　皇帝听了十分讶异："你懂什么？难道你能办到？"

　　妓女答："请容许我为您试试。"于是她站在原地，在心中默默用自己的真理密行起誓："以我所密行为誓，愿河水倒流！"

众人正在怀疑之际，脚下恒河之水果然开始缓缓倒流。

皇帝眼见河面在不远的上游地方开始堆高，立即说："够了！让河水恢复顺流而下吧！"妓女照办。

然后皇帝问她："你只是一名妓女，怎么会有如此神力？"

她答："民女并非什么瑜伽大师，只因为家境缘故，才以此为生计。为了救赎自我心灵的缘故，便暗暗立誓要绝对遵奉平等心之德行，无论是公卿王侯、平民百姓，乃至麻风病人，必定平等待之，绝无区别之心。这些年来，均能保持初心，毫无逾越，也从未对人言及，直至今日适逢圣上，乃以如此密行起誓，得以让河水倒流，幸未辱之。"

所以，无论你此生以什么为生，是什么地位，你都可以找一件真理善行去如实奉行。前提是你必须要守口如瓶，把它当作自己的秘密，它就会有力量。如果你把秘密说出去，就是在用掉它的力量。

比如说，有人做了对不起你的事情，你可以暗中，一定要暗中，为他祈祷，你也可以在夜晚默默地放下一朵鲜花在他的门口，但是要坚守秘密，不要被人撞见，不要说破，如此坚持下去，一天、二天、一星期、一个月、六个月、一年，然后你且看如何。我们要求你把自己的咒语守好，不要对别人说，也是这个用意。你要能守得住秘密，它的力量才会在你内在壮大。

第一个故事是在说"真理密行"所能带来的力量，现在来到第二个故事。

从前有位国王，他有个哥哥很早就出家，在异地跟随上师修行。哥哥后来成为一位大师，也回到故乡，就住在王宫对岸的森林中。他的弟弟国王拜他为上师，接受他的指导。所以，哥哥虽然不是在治理国家，却是在领导国家，这是更高的成就。你只要能领导社会中少数关键人物，就能领导整个社会。只要你对国家的几个关键人物有影响力，就能影响整个国家。

其后，国王的妻子怀了身孕。在印度，虽然大多数人根本不知道对孩子的教育应该要从受胎之前开始，可是大家都知道在怀孕期间要非常注意"胎教"，连再严苛的婆婆都不会让怀孕的媳妇有任何不快。所以孕妇会受到大家小心呵护，她要什么，只要能办到都会给她。她房中要摆着许多神明的画像或雕像，她要经常阅读一些圣人、伟人的故事，或者让别人读给她听。

一天，皇后对国王说："我想亲近圣人，能让我明天渡河去看你的哥哥吗？"

国王说："当然可以。"

第二天，当皇后要出发时，她发现没有渡船，就问国王为何不备船。

国王说："你不需要船。"

她问："那要我怎么过河？"

"你就只管站在河边，仰望上天，用真理密行来起誓，河水就会分开。"

"真理密行？我从来没有做过这种密行！"

"不碍事，你用我的密行好了。你就在心中对天立誓：若我夫君国王在接受他的上师启引之后，从来没有违背断淫的戒律，凭此真理密行，愿河水即刻断流，让我步行到对岸。"

"你怎么可能会持那种戒，我肚中怀着你的孩子啊！"

"不用怀疑，你照着做就行了。"

皇后虽然满腹疑云，但是她仍然愿意相信国王，就如法照做。结果，河水真的分开，所以她能够走过河床到对岸。在森林中，她见到国王的哥哥，依印度传统为上师献上自己亲手准备的饭食，听取上师的智慧之语。到了该回宫的时间，她向上师辞行，也告诉上师，自己并没有船过河。

上师告诉她："你就用早上同样的方法，用你的真理密行起誓就可以了。"

"但是我没有自己的密行，早上已经把国王的给用过了。"

"很简单，你就用我的。你在河边起誓，若我的上师在接受他的上师启引之后，从来没有违背断食的戒律，凭此真理密行，愿河水即刻断流，让我步行到对岸。"

皇后听了又觉得意外，心想，上师怎么可能一直在遵守断食的誓言，我明明亲眼见到他食用我为他所准备的供养饭食！但是有过早上的经验，她还是决定服从上师。结果，河水又为她断流，让她走回对岸。

回到宫中，她做的第一件事情就是向国王追问，以两件明显不是真实的事来起誓却能够得到应验，究竟是什么道理。

国王解释："那就是重点之所在。你要知道，心是有许多、许多、许多层次的。我们在世间的一切所作所为，都只需要使用到最表层的心念。而一般人在还没有被启引进到最深层次的心地之前，他只能觉知到最表层的心念，所以他以为那个表层心念就是整个的心，以为他的行为要动用到整个心地。例如，当他在进食的时候，他的心念在享受食物，可是那个心念就如同是大海表面的波浪，那小小的波澜在整个心地的巨洋之中，只是微不足道的一小部分而已。但是对于已经被启引进到最深层次的人而言，心地的其他部分根本没有用在进食的行为上。因为我的上师所给我的启引，我能觉知到整个心地，在那个深度的心地，我是保持在断绝淫欲的状态。可是在从事一般世俗的活动时，我要动用到表层的心念，也会有喜怒哀乐的感受，外表看来和一般人没什么不同。这个道理也同样适用于我哥哥，自从受到他的上师启引之后，他就一直处于深层的心地中，保持着断食的心态，而当他把食物放入口中时，食物并没有触及深层的心地。"

你懂了这个故事，就会明白，真正的静默、真正的断食、真正的静止，是要保持在那个深处的。通过静坐，你可以抵达那个深度。那个深处，就成为你心地的真实境地。以那个深处为本，你的行为举止自然就不会逾矩，那你才得自在。如《奥义书》中所说：

na karma lipyate nare
此人已不受作为所污染

人不再受业行所玷污、所拘束。这是瑜伽禅定中最重要的内在奥秘之一，也是你应该发心向往，在此生要成就的境地。即使此生不成，下一生也行，但是你一旦开展，就不要退却，要坚持下去。

有时候，我见到有人在接受启引之后不再努力向前，自暴自弃，这会让我为他难过。"嗯，斯瓦米吉，你好几年都没有再来看我们，也没有其他老师来我们这里……"你不需要别人来督促你，督促、召唤应该是来自于内在。每个人永恒的上师都在自己之中，斯瓦米拉玛在那本《神圣旅程》书中不断地提到"内在上师"，让那位上师去提醒你、呼唤你。不要因为别人提醒你、督促你而做，要自己乐意去做，你才是在享受其中的乐趣。

记住，有机会就去做一分钟的静坐。它的乐趣不是来自外在的对象，而是来自永恒的自己，是伸手可及，永远伴随着你的，要学会享受它，要一做再做。你会越做越巧，越巧越爱做。

祝福你。

第3讲　静坐环节的分解与体验

刚开始时，我们有一段大约二十五分钟之久的静坐，这是我们喜马拉雅瑜伽传承介绍给初学者的一套有系统的静坐法。有些人一听这是初学者用的，就不以为意，希望能学些高深的功夫。可是这一段短短的静坐过程中，其实包括了许多重要而有效的环节，我们在做的时候并没有停下来说明它们真正的意义何在，如果你不留心就会轻易地放过去。

我们现在为大家挑几个部分，分解开来体验一下，你要仔细感觉一下每个环节对你的身体和心境有什么微妙的影响。我希望你在读到这一段之前，一定要先跟着前面第1讲的静坐导引试着做过，当然越多次越好，先有了整体印象，再来逐一体验个别环节，你的收获才会更多。

＊ ＊ ＊

我们首先试试，先让身体完全静止。

一开始，很多人还是没有静止下来，你以为自己已经完全静止不动了，可是，你还没有，仍然会微微地前后或左右摇摆。可能身体某个地方会忽然抽动，也可能你会有某种想动的欲望。

你要真正去感觉什么才是"静止"，看看你能够静止到什么程度。

好，保持身体的静止，睁开眼睛。你有什么感觉呢？

大多数人都会体验到，只要下这样一个小小的决心，就能有所收获。尤其是孩子们，他们越年轻开始，就越容易学会静坐。

好，在你心中把刚才的经验打个记号，这样你才能记住。

日常之间，无论你身处何处，都可以进入静止，别人不会知道你在做什么。只要你能真正、真正静止下来，只要短短三十秒，乃至十秒、五秒的静止，就能发挥作用。

你可以继续实验这个环节，或者继续到下一个。①

---

① 译者按，此时有些学生似乎仍然闭目享受这个环节，斯瓦米韦达做拍手声，打断他们，要他们睁开眼，问："你们现在应该知道，这个世界有多嘈杂！"

＊＊＊

我们再试另一个环节。

只感觉你的整个身体，不要去想其他任何东西。感觉一下自己，从头顶到脚趾。你心中可能会浮现自己体表的形象。心念可能会想往内心深处去，但是现在不要跟着去，就只体会自己的整个身体，从头到脚，从脚到头，感觉自己身体所占据的空间。

保持这样的觉知，慢慢睁开眼睛。

感觉一下，刚才这个环节，对你有什么作用。

现在你的"菜单"上面已经有两个单项可选。

把你的心念从外界所有的时空、这样或那样的问题、谁对你说了什么、世界对你多么无情残忍，乃至世界多么美好等等，全部放下，只觉知你的整个身体。就这么十秒钟的全身觉知，是否让你变得非常宁静？你同意吗？

＊＊＊

现在我们试第三个环节。

首先，你跳出刚才那个状态，回到现实世界来。

假设你的生活非常忙碌，责任很重，你只有二十秒钟可用，那你大可以做前面那两个环节，让身体静止，以及觉知整个身体。

如果你另有二十秒钟，我们可以在你的"菜单"中再加一项供你选择。

我们平日的心念，不是放在过去就是放在未来，从来没有放在现在当下。"现在"几乎是不存在的，我们永远不在"现在"中。"现在"是无法定义的，我们从来不知道"现在"是什么。我们说话时可以使用"现在式"，但是我们却没有经验过"现在"。当你想说"现在"的时候，"现"这个字还没说完，"现"已经溜过去了，"在"还在未来。所以，"现在"在哪里呢？

"现在"只是非常微小的片刻，一般人类的知觉无法把握它，所以我们的心念不是停在过去，就是停在未来。帕坦迦利（Patanjali）的《瑜伽经》中第一个字就是"现在"（atha），第一句经文是："现在，瑜伽之学。"（atha yoga-anuśasanam），从现在开始，由符合资格的老师向符合资格的学生，根据传承，来传授瑜伽纪律的学问。这是本句经文的意义。第一个字是"现在"，可是很多人在解释、在学习《瑜伽经》时，往往放过了这个"现在"，直接跳入什么是瑜伽的纪律、瑜伽的修炼。假如你能掌握到那个"现在"、掌握那个片刻，你就掌握通往永恒的门径。

我们试试能否抓住"现在"。初学的人可能不太能做到如此的专注，不过仍然不妨一试。

首先，把注意力从其他地方带回来，带到你身体占据的空间中。现在困难来了，你把注意力就放在这一刹那，它是一系列的刹那，那最微妙、最短暂的时间单位。你从一个刹那，换到下一个刹那，每次只注意到一个刹那，不要注意前一个刹那，也不要注意下一个刹那。看你能否保持每次只注意到一个刹那。

好，保持在此刻，睁开眼睛。

告诉我，你做得如何？这比较困难，不是吗？

（学生回答，录音不清楚。）

啊，的确。我没有给予明示或暗示，但是你们有领过个人真言、有并专心默念的人，会觉得更容易易坚持。这可以让你明白咒语的效力。

所以这是菜单上的另一项。不管你生活多繁忙，能专注于"现在"做上五秒钟，就很了不起了。你知道一秒钟里面有多少刹那吗？古人的定义彼此有所出入，从几百到几万、几亿、几兆都有，反正是极大的数目。如此细微的时间单位，古人在观察自己心念的速度时就知道了。我们常人连一个刹那都抓不住，又何谈连续五秒钟一个刹那也不放过！

这是第三个环节。

我们带大家做个简单的二十五分钟静坐，里面就有许多深奥的环节。常常有人对我表示，他已经照这个方法静坐很久了，现在想进一步练习更高级的静坐法。我说，假如你真的已经做很久了，五秒钟的绝对静止就是很高的境地。能够什么都放下，只觉知到自己身体所占据的空间，五秒钟就是很高的境地。假如你能真正观察到"现在"的每一个刹那，不用五秒钟，只需要一秒钟，我告诉你，就能让你如痴如醉！世间没有任何酒能比得上它，而且还不用花钱。今天的商业社会，大家都讲究成本效益、性价比，人生还有什么比它更有效益？

懂了吗？抓住要点了吗？你还没抓住那个点，因为你还不能专注于一点。这些环节无一不是关于那静止中的一点，无一不是关于身体占据的空间那一点，无一不是关于时间中微细的一点。你能把"点"给变了，就能改变全世界。根据神秘主义苏菲教派的说法，阿拉伯语中"神"这个字的点在上，而"分离"这个字的点在下。所以他们说，如果你把那一点由上面移到下面，神就和你分离。如果把那一点由下面移到上面，那么原本是与神分离的，就变成了神，与神合一。

所以你要抓住重点。

"点"是个很大的题目，无上的密学"室利毘底亚"（śrīvidyā）就是由原点所开展出来的一套学问，那需要专门开课说明。

*　*　*

我们再来试第四个环节。

首先你要了解，虽然我们分开来做这些环节，但是你做其中之一的时候，其他环节自然都会跟着来。你由身体的静止开始，自然会觉知到整个身体，自然会开始觉知当下刹那。你由觉知刹那开始，身体的静止和整个身体的觉知会跟着来。你可以从任何一个环节开始。

问题是你们不断地要求学些高深的法门，而这些就是高深的法门。还有什么比绝对静止更高深呢？还有什么比一瞬间觉知自己由头到脚，而没有任何其他念头，更来得高深？还有什么比保持在对每一个如此细微刹那的觉知中，更高深的？

好，第四个环节。

你什么也不用做，不要做任何准备，不要改变你目前呼吸的状态，就单纯去觉知你的呼吸。不论你觉知呼吸的地方是鼻腔，是喉部，是胸腔，是腹部，都没关系，不要试图去改变它，仅仅去觉知呼吸就好。不要中断觉知。

保持那个觉知，慢慢睁开眼睛。

虽然我们说，这些环节是个"套装"，你启动其中之一，其他都会跟着启动，但是你仅仅专注于呼吸的觉知，应该就会体验到有些改变。这个改变也许不是那么明显，然而如果你真的在专心觉知自己的呼吸，且不试图去改变它，我认为你应该会发现呼吸状态自然就出现变化，会慢下来，完全不用你刻意去做。

仅仅觉知之力，就能让它改变。所以，有的人会刻意去练如何将呼吸变得深沉、变得缓慢，他们是在练某种"技巧"。但是，在我们这个传承里，斯瓦米拉玛教大家先练觉知，觉知才是关键所在。觉知是你改变呼吸过程中的关键。觉知也是你改变自己情绪状态的关键。我们见到很多人展现愤怒的情绪，大呼小叫，他们根本没有觉知到愤怒的情绪来袭。只要他们能有觉知力，就不会失控。觉知力就是控制力，觉知力可以改变自己的状态。

希望你觉得这些练习很有帮助。

* * *

我们再试第五个，这个比较不同。

现在，先开始做呼吸的觉知。不要刻意改变呼吸的状态。保持对呼吸的觉知，同时去觉知你的整个身体。如果你同时觉知呼吸和整个身体，两者会自然结合在一起。你会开始感觉到好像整个身体在呼吸，由头至脚，由脚至头。不要断掉对呼吸的觉知，不要断掉对身体的觉知……

轻轻睁开眼睛。

你觉得如何呢？这个和前面做过的四个有何不同？

你们当中可能有部分人会有一种非常微妙细小的感觉，好像整个身体在呼吸似的。先告诉你，没有这种感觉也无妨，不是每个人都会有，也不是每一次做的时候都会有，每个人的感觉也不尽相同，所以不要执着于有或没有。如果有，你知道那是什么吗？呼吸的空气是不可能到达你的脚趾，也不可能到达你的头顶，稍微懂解剖医学的人就会质疑，空气哪有可能到达身体的这些部位？但是你又的确感觉到有什么东西，那究竟是什么？它就是"气"（prāṇa），我们一直告诉大家，这个"气"不是呼吸之空气的气。我有看到现代科学家为它取了个很玄的名字，叫什么"生物等离子"（bioplasma）之类的。你也可以为它再取个其他名字。

（有听众问，"prāṇa"是否就是电影《星际大战》里称为"The Force"的那个。）不是的，星际大战电影中的"The Force"所描述的应该是我们前面所讲过的"同体心"，不是"气"。讲到这里，你知道有人认为这部电影里有很多东西取材自印度的神话故事，我在看这部电影时，也感觉到它跟印度的《往事书》（Purāṇas）有很多相似之处。

讲回"气"，只要你能够勤于练习，不要老是更换方法，大多数人应该都可以感受到它。如果你能感觉到"气"，你就可以去学如何导引它，可以用来自我治疗，可以用来提升自己的能量。我的医师早就告诉我，我这个身体已经不堪操劳，否则就会垮掉。可是我每年仍然必须要四处奔波，所幸至今还活着。我只能说自己有三宝，一是上师给我的加持，二是我的意志力，我的使命还没完成怎么能死？还不准死。第三是靠"气学"（prāṇa vidyā），就是气的功夫，我一直都在用它。好，现在我们的"菜单"上有五个选项了。

* * *

现在我们不必很正式地做下一个环节，你不必闭上眼睛，我们试一个简单的放松练习。

放松额头，放松眉头，放松眼睛，放松鼻孔，放松脸颊，放松下颚，放松嘴角，放松下巴，放松颈部肌肉。你每到一个部位，就观察那个部位。

放松肩膀，放松肩关节，放松上手臂，放松手肘关节，放松小手臂，放松手腕，放松手掌、手指、手指尖。如果你觉得眼睛想闭上，也可以由它，不必强迫自己睁开眼睛。

放松手指，放松手掌，放松手腕，放松小手臂，放松手肘，放松上手臂，放松肩关节，放松肩膀。

放松胸部肌肉，放松心窝部位，放松胃和肚脐部位，放松腹部，放松髋关节，放松大腿、膝关节、小腿肌肉、脚踝、脚掌脚趾。反顺序回去，放松脚趾、脚掌、脚踝、小腿、膝关节、大腿、髋关节。放松腹部、肚脐、胃部、心窝、胸部、肩膀、肩关节、上手臂、手肘、下手臂、手腕、手掌、手指、指尖。放松指尖、指关节、手掌、手腕、小手臂、手肘、上手臂、肩关节、肩膀、颈部肌肉、下巴、嘴角、下颚。放松脸颊、鼻孔、眼睛、眉头。放松额头。观察你心的状态。观察你呼吸的状态。感受一下，现在跟放松前有什么不同。仅仅观察就好。

睁开眼睛。

在做这个环节时，很多人的眼睛会自动闭上。我刻意没有叫大家闭上眼睛，因为有人曾经说我带领放松练习就是一种催眠。如果我真是在催眠的话，我一开始就会说闭上眼睛。

如果你做得正确，没有受到什么干扰或打断的话，这个放松就会让你进入自我观察。这自我观察就是重点。

现在我们试试不同的方式，大家都把眼睛打开，站起身来，动动身体，把刚才那个状态打断，以免延续下去。我们现在是在实验，所以不希望有累积效果，而是每个阶段要独立起来，才容易看出它有无效果。

好，动过之后坐下来。为了避免被人认为我是在催眠大家进入放松状态，我甚至都不用"放松"二字。

现在，就把你的注意力只放到额头，感觉一下额头，如此而已。观察一下这个部位的状态。现在，觉知你的眉头。觉知你的眼睛。你不必管眼睛是开是阖，由它去。觉知你的鼻孔，觉知你的脸颊，觉知你的下颚，觉知你的嘴角，觉知你的下巴，觉知你的颈部肌肉。觉知你的肩膀、肩关节、上手臂、手肘、小手臂、手腕、手掌、手指、手指尖。

觉知手指尖、手指关节，觉知手掌、手腕、小手臂、手肘、上手臂、肩关节。觉知你的肩膀、胸部、心窝、胃部、肚脐、腹部。觉知髋关节，觉知大腿、膝盖、小腿、脚踝、脚掌、脚趾。觉知你的脚趾、脚掌、脚踝、小腿、膝盖、大腿、髋关节。

觉知你的腹部、肚脐部位、心窝、胸部、肩膀、肩关节、上手臂、手肘、小手臂、手腕、手掌、手指、手指尖。觉知手指尖、手指、手掌、手腕、小手臂、手肘、上手臂、肩关节、肩膀。

觉知你的颈部、下巴、嘴角、脸颊、鼻孔、眼睛、眉头，觉知你的额头，觉知你整个身体。保持觉知，轻轻睁开你的眼睛。

这样的效果和刚才的放松效果有何不同？即使我不说"放松这、放松那"，你是否仍然能感觉到放松？

* * *

静坐的秘密在觉知、在观察。在静坐的每一个步骤都要保持对自己的觉知，这是大多数人所不明白的一个秘诀。你能保持对自己的觉知，知道自己的种种状态，知道身体的状态、呼吸的状态，其他什么都不用管。这可以把你带到《奥义书》称为"以心观心"（manasā mana ā-lokya）的境地。

前面这些也可以算是一种以心观心，不过你是在观察心在额头中的作用，你在观察心在脚趾中的作用。比如你坐着，我要你去觉知你右脚的小趾，然后觉知它旁边的第四趾，然后再下一个脚趾，再下一个，现在觉知大脚趾，现在觉知右脚全部五个脚趾。你以前可能从来没有如此觉知过，你都是把所有脚趾混在一起。所以你可以把功夫做得很细。在练瑜伽的"大休息式"（摊尸式）时，有经验的老师就能带你做到非常细的境地。

再强调一次，秘诀在于观察、在于觉知，而不是在刻意有所作为。经由这个"观"，你才能真正静下来，才能止。你想要让身体静止，但是身体没有本事自己静止下来。身体根本不算什么，自己静止下来的身体只是个尸体，谁要那个？如此的身体有什么用？所以是身体里面的心静止了，才是我们要的静止。

唯有靠这种觉知力，才能带你一层层进入更深的境地。你只需要觉知，其他都不用。你在静坐的每一个步骤，都要带着觉知。静坐不是非要坐得久才是功夫，前面我们带大家试的一分钟、两分钟静坐，你就可以用这里介绍的环节，任何一个都可以。一条长绳，你拾起它的任何一段，整条绳都会牵动。再大的房子，只要你进入其中，不论你在房子的哪一个角落，你都是在整个房子里。

我们在这里还没有做"搜——瀚"的环节，也还没有做横膈膜呼吸的环节，我们也没有去感觉气息在鼻孔中流动，也没有做感觉单一鼻孔呼吸、交换鼻孔呼吸、双鼻孔呼吸，这些都没做。

静坐要由觉知身体粗的部分进到细的部分，乃至于接触到更细微的部分，像是"气"。然后，会进到一个境地，心的种种设定、种种作用不再存在，只剩下最纯的心，那才是真正的"以心观心"，这是相对比较高深的境地。最后，连心都要放下，都要超越。

最后，让我引用两段文字作为结束。第一段取自《万阳之光》这本小册子的诗句。多年以前，一场雨后，我在我们上师位于美国宾州弘思黛的学院中散步，见到树丛中被雨水洗净的浆果，心中有感，回到房中就写了下来。

> 雨水洗净的果实，
> 　溪流洗净的卵石，
> 　　阳光洗净的世人，
> 　　　持诵洗净的心地。

> 叶子庇护的浆果，
> 　树丛庇护的荫处，
> 　　月亮庇护的荒野，
> 　　　上师庇护的心地。

> 嗡为中心的言语，
> 　咒语为中心的念头，
> 　　点为中心的圆，
> 　　　灵为中心的心地。

风爱护的山，

　　微风爱护的岗，

　　　　诗篇爱护的先知，

　　　　　　太上所爱护的心地。

削下舍弃身体外皮，

　　所有扭曲的气脉舒展，

　　　　松开气息纠缠的能量之结，

　　　　　　想着轻柔的无念之念。

以心中之眼来看那无可名数、

　　无空间可度量、以太阳搏动计时、

　　　　圣洁、守中、无拘的心地。

剑锋之智，光锐之慧，

　　双轮循着无路之路，

　　　　仅将心地放下：

持咒洗净的心地，

　　上师庇护的心地，

　　　　灵为中心的心地，

　　　　　　太上所爱护的心地。

训过、练过、遗下的心地，

在走向神的圣道上，

受无污之灵所驱，

受圣者无心之心地所驱。

第二段文字是取材自前面提过的、斯瓦米拉玛的那本《神圣之旅》最后一章，标题是《我是谁》。

有个古老的故事述说"创世"，神在造出了天国、一切星星、大地、空气、流水、天空，以及地上、海中所有的生灵之后，才造出人类。当最初的那个人醒来，第一次感受到世间的生活，他环视周遭的河流和湖泊、群山和森林、飞鸟和跃鱼、大群大群的动物。他没有出声。他仰望天国、日月以及漆黑太空中百万群星。他没有出声。当他终于观察完周遭所有一切，终于，这大地上最初的人类看着自己，开口说：

"我是谁？"

"我是谁？"是人类的第一个、也是最终极的一个问题。要回答这问题，你就要经由观察自己，才知道"谁——是——我"。披露一层又一层的觉知，掀开一道又一道的帘子，越过一堵又一堵的高墙，你终于来到那个光的中心。它超越了身体，超越了"气"，超越了智性，也超越了情绪和心态。所有的情绪和心态都在此消融了，成为无差别的爱，那就是灵之光。并非和它面对面，而是了知自己就是它。愿你早日有此了知。祝福你。

第2课　在居家实践智性生活[1]

短暂静坐

把心念放在你此刻所坐的垫子上。

注意力往内。

放松你的额头。

随着你默念真言，觉知此刻呼吸接触你的鼻腔、在里面流动的情形。

缓慢、轻柔、平顺地呼吸。

呼气和吸气之间没有停顿，真言前一句后一句之间也没有停顿。

观察此刻的心念、真言、呼吸融合成为一股流体。

保持这样的意识之流，轻轻睁开眼睛。

愿上天以及上师祝福我们大家。

我只计划简单谈谈，不能够把此刻洋溢在我心中的一切做个全面

---

[1]　斯瓦米韦达于二〇一三年一月进入长期静默之前的讲话。

的交代。回去后，你们可以自行钻研，而比钻研更要紧的是，你要去沉思默想这里所讲的道理。

今天的题目是《如何在居家实践智性的生活》。斯瓦米拉玛有两本书你们可以去研读：

《爱与家庭生活》[①]《让生命的花苞绽开：抚养健康快乐下一代之道》[②]。

无论你做什么工作，

无论你有什么作为，

无论你摆出什么姿势，

无论你说出什么话语，

无论你投射什么眼神，

无论你动什么念头，

无论你感受到什么情绪，

每一项、每一次，都要能和天地之道相衔接。

这就叫作"圣礼"（sacrament，或者说"礼圣"），就是圣洁的生活方式，这就是修行的活动，你应该要终生奉行。

宇宙是个汪洋大海，是个有着许多层次的能量之洋。其中有些能量层次是科学家打交道的对象。有些无形的能量层次则只有追求灵性的人才能体验发现。这种无形的能量，是当前科学领域所无法解开的神秘现象，它们叫作"超感"（atīndriya），超越了感官所能知觉的

---

①　*Love and Family Life* by Swami Rama, Himalayan Institute, 1992。

②　*Let the Bud of Life Bloom* by Swami Rama, Himalayan Institute Hospital Trust, 2002。

范畴。

那个能量之洋的每个层次都有各自的潮涌、洋流、波涛、浪花、泡沫，其中有个能量叫作"同体心"（samaṣti citta），是宇宙一体的心。它也有自己的潮涌和洋流。而瑜伽士能体验到它的暗潮、洋流、波涛、浪花、泡沫。

若我们和这些能量相和应，我们的人生就会快乐、平和而充实。所以要学会把你个人心底中的每一件事，都和这个宇宙一体心、同体心，对应衔接。唯有如此，你才能了解生命的神秘以及人生的目的。

宇宙这个能量场内的这些潮涌和洋流，就是我们时光的通道，成为我们的过去、现在、未来。这些潮涌、洋流相互交错，它们时而汇流又时而分流。汇流、分流，是因为它们所秉承的生命力而导致。

生命力来自于作为。由于我们的作为，我们都是这宇宙能量的参与者。我们的作为，包括了我们的心念、我们的言语、我们的行动，驱使了这宇宙同体心里潮涌和洋流的流向。

如果你想明白生命的意义，请你务必要了解这个原理。这，就是业力。这些能量流都是生命的流体。当它们受到业力的驱使而交错汇流，就是一条条生命在汇流交错。它们会暂时成为同一股流，直到各自分流为止。这股汇合的能量之流叫什么？答案是"家人"。

你要明白这个道理：家人，就是好几股个别的流体聚在一起，然后又分离，随着新的业力各有各的流向。

因此，既然你是参与者，你要有什么样的家人，取决于你。

人是从哪里来的？核心在哪里？中心点何在？中心点在胚胎的意识里。这里是母亲的能量、父亲的能量，以及这个灵体的能量，三方交会的所在。可是我们却完全不注意对胎儿的教养。

请你务必明白，这些叫作"汇流而成的胚胎"，每一个胚胎都是能量交会的所在。由此，我可以引申出很多论点。就所谓圣洁的生活方式而言，是在生活中意识到整个宇宙就是"亚将"（yajña，火供）。当今"瑜伽"这个词很流行，但其实在印度的性灵领域内，"瑜伽"和"亚将"是孪生字，瑜伽是"内在的结合"，亚将是"圣洁的生活"，二者是一回事。

亚将的精义是"非我属"（na mama）。不属于我，不是我的，全部奉献出去，凡是我的所作所为都是投入圣洁火中的供奉。当我在喂孩子时，就是在从事亚将火供，我是在把供奉（食物）投入孩子内在那个"炁"（prāṇa fire，气之火）。当我在进食时，也是在从事同样的亚将火供，将食物投入我内在圣洁之火。如果不懂"亚将"这个词，你就不能理解何谓智性的生活，就不能明白如何将修行实践于日用之间。

所以，这就是一切圣礼、祭祀的源头。你要了解业力的原理，要带着"非我属"的心态过活，也就是真言中"南麻哈"（namaḥ）这个词的意义。

与此相对的是另一种生活方式，是"我属"的生活，一切都是以属于我为出发点，"我的"儿女，"我的"房子，"我的"家人，"我的"未来。这也是大多数人的生活方式，不是我们所谓的智性生活。

传统上，有少数（应该说已经极为少数）的印度家庭会把家中的一个孩子托付给修道院或是寺庙抚养，让孩子在将来为广大人民心灵上的需求而服务。这个传统虽然已经极为少见，但是仍然存在，在印度的南部和东部地区较多见，北印度则较少见。有时候，如果星象家预言孩子会夭折的话，有的家庭就会把这个孩子交给一位上师抚养，原因是如果你是为众生而活，你就能活下去。这是欺骗命运，也是欺骗业力的一种办法。

这些亚将的行为、圣礼的行为、祭祀牺牲的行为（"祭祀、牺牲"的英文Sacrifice，就是"变得圣洁"的意思，和圣礼sacrament是同一词源），它们的神秘何在？

你要了解这些词原本的意义，了解我所描述的这些宇宙能量流体的流动，以及为什么它们会出现汇流。为了要珍惜、表彰这些汇流，世界各地都发展出各自独特的庆典仪式。可是现代人对庆典仪式往往持着轻忽的态度："那只不过是种仪式罢了。"你会有这种看法是因为你只用身体在做仪式。真正的圣礼仪式是要用整个身心去祈求祷告，用所有的感官去祈祷，仪式中有东西发出气味，有声，有色，有花朵、火光，有东西在流动，在那个仪式、那个祭礼、那个火供的当下，那些能量变得更为活跃鲜明，让你深深沉浸其中。

生育子女前的灵性准备

我发现当今的人，就拿生育子女这件事为例，他们该事先做好准备却不做。我指的是灵性上的准备。在这个名为"家庭"的能量汇流里，未来孩子的灵性位置何在？没有人会朝这个方向去着想。他们所谓的准备，只是想好孩子要叫什么名字，把孩子的房间布置好，把摇篮买好。

当今的印度，传统在我眼前快速流失，五十、八十年前的印度，我们在孩子生下来之后，还要等上好一段日子才会为孩子取名字，绝不会当孩子还在母亲肚子里就取好名字。这是因为胎儿的意识此时还在河中的船上，夹在两岸之间。站在这边岸上的人，他们只想到有一位将要来到此岸，而不会想到这一位已经离开了对岸。他是从哪儿来的？没有人关心这个问题。这个胎儿一半的意识还连接着对岸，另一半才是连接着此岸。其实，胎儿对于将要来临的这一世几乎无所觉知。他在母体内能感受到母亲所听到的巨响，能感受到母亲的情绪，因为胎儿的身、心、气是深深地和母亲的身、心、气盘结起来的。脐带不只输送营养给胎儿的身体，还会输送气。母亲的每一个念头、每一个情绪、每一个动作，都是在教育胎儿。

但是胎儿还没有成为你的孩子。这个意识体还在河中的一条船上，正从对岸驶过来。即使孩子已经呱呱坠地，他也还不完全是你的。

所以，不要急着抢认孩子为己有。依传统的印度习俗，没有人会在孩子还没出生前就急着去为孩子买衣服，因为我们还不能把孩子认作是自己的，那个灵魂还不是我们的。这个过程是要经过几个"站"的，这些"站"就是许多文化里要举行的种种圣礼、祭礼仪式。例如，非洲的心灵文化让我留下非常深刻的印象，可惜世人对那里的情形几乎不闻不问。他们对于如何准备怀胎，如何迎接孩子出生，有一定的方法习俗。有几本书曾经介绍过这些，可是，那终究是通过传译转述而写出来的。这话你们可能觉得不中听，但是任何东西一经过翻译就有一定的局限，仪式背后的心灵意义是无法翻译出来的。例如，在我们学院里举行仪式时所唱诵的祷文，就从来不加以翻译。这个道理很多人都不明白。

所以，生育的准备过程是有几个"站"要过的，这是属于灵性的准备。我曾经是个在家人，为了准备我儿子来到世间，我老师要我修一种特殊的"室利毘底亚"法，我在当时美国家中的阁楼上做了整整四十天。那才是准备。你们做过任何这种准备吗？我母亲为了要怀我，事先整整持了三年的《盖亚曲神咒》。多谢她为我做了准备。所以不只是在怀胎时才要做准备，受胎前就要开始准备，这些都是"站"，都是圣礼。

时至今日，也许你无法全盘遵循这些圣礼的原始心态，但是你要学习去领会不同文化背景下所举行圣礼的精髓深意，不要以为那只是表面仪式而排斥它们。我在前面解释过，仪式的意义是在用你的整个身心去祈祷，有些诵祷要用到口，有些动作要用到手，你的眼神要如何凝视、你的坐姿如何等等，都是参与仪式不可缺少的部分。

领受圣礼的精髓

我就常常见证到，不论文化或宗教背景为何，很多人在参加圣礼仪式时都会有神圣的体验。我见到印度教徒在祭礼完毕后领取祭品食物时，他们脸上的神情和天主教徒、东正教徒在弥撒中领取圣体时的表情，是完全相同的。我心中明白，那表示圣灵到来了，在那一刻，圣灵降临于你。

印度教徒在孩童到达一定年纪、可以学习经论时，会为他们举行一个授予圣绳的仪式。犹太教孩童有类似的"授律"仪式称为"bar mitzvah"。在琐罗亚斯德教（Zoroastrian），类似的仪式则是称为"Novjote"，孩童从此要学习经论，要开始为自己的行为负责。孩童要经过某种净化的仪式之后，才开始学习神圣的经论。

但是你不可以只把这些当作仪式，一定要将它们所代表的心灵意义予以内化。一定要怀着虔诚肃穆的心，要感受到神圣的一面，让圣灵降临。换言之，要让所有的仪式，例如婚礼、怀胎、授绳、授律，成为一个家人的"汇流"活动。又例如孩童的受洗礼，参与者不是只有父亲、母亲带着孩子，还必须要有圣灵，你不要忘记需要有天心在场。天心就是那个整体的宇宙意识，不论你称之为玄玄、元始、众妙之门或任何名字，甚至不予称呼都可以。

我要告诉你的是，所有的圣礼仪式，你要领会的是它的神髓，领会它的精神，让你的人生变得圣洁，让你的家人变得圣洁。

古代希腊人在进食之际，会取出一小撮食物，心中默想"这是供奉阿波罗神""这是供奉宙斯神"。传统的东正教徒则是取出一小撮食物供奉一切生灵。六七十年前的印度乡村有类似的传统，父亲和子女去散步时，会带着少许砂糖，用来教导孩子去喂食蚂蚁。这都是一种"施食"（bali）。

至于虔诚的人，更是每天有所谓的"五摩诃祭"（pañca-mahā-yajñas），要对五类生灵祭供，这都是圣洁的生活方式。

我在开始的时候说过了，我不能够把此刻洋溢在心中的一切都讲给你听，但是已经把最精要的部分做了交代。回去后请仔细琢磨，彼此讨论，看看自己能怎么付诸实践，怎么让自己的人生变得圣洁，如何让你的家庭成为一股神圣的汇流。要切实了解，你的一言一行，你的一喜一怒，你的一个眼神，你手指的一动，你穿的衣着，你吃的食物，都让它们和宇宙的真实衔接起来，这才是你该体验的。

我们在为云游僧人们做千僧宴的供养时，在施食前，他们都会诵念《薄伽梵歌》的第十五章，这也是我牢记在心时时默诵的。其中一句是：

ahaṁ   vaiśvānaro bhūtvā   prāṇināṁ deham āśritaḥ

prāṇāpāna-samāyuktaḥ   pacāmy annaṁ   catur-vidham

我化为宇宙之火   住于所有生灵躯体之内

与入出息相结合   为他们之存续消化进食

你们有多少人是用这种心态来进食的?

　　真正在进食的是体内那个神圣之火,而你要观想自己进食时是在将祭品投入火中供养。

　　我祝愿你,成功地将这里所讲的想清楚,将之吸收为自己的想法和心态,你对生命及人生的看法就会有所转变,成为一团活生生的圣火。

　　祝福你。

第3课　在日常生活中实践"非暴"①

　　暴力不存在于行为中，暴力是存在于心中。人生最大的恐惧莫过于对死亡的恐惧，你们应该要除去这个恐惧。而这恐惧的源头，是我们内心深处知道，自己不断地为其他生灵带来死亡。

　　人类内在的光辉都源自于灵性，都是灵性的体现。暗的阴影则属于物质。你不属于物质，你本来自那圣洁的光明国度，不过是被放逐到这个物质形态的表象世界。

　　你被放逐到这个物质的身体牢笼内，受困、受限，以为你就是这个几尺又几寸高的生命。而当你在原本的国度中，在那无限喜乐光明的世界里，是不受黑暗阴影所局限的。

　　这个生命的身体中有着亿兆颗细胞，但比起那个以整个宇宙为身体、有着亿兆个星球无垠纯净光明空间的本体，就显得微不足道。

　　你不是这个身体，你的本体周遍一切。认识你自己。跳出这个牢笼，摆脱这个局限，结束这个放逐。这里的一切都带给你烦恼，而你

---

　　①　斯瓦米韦达在美国纽约州奥班尼市的讲座，日期不详。

却执着于这个烦恼之源，像是在牢房中待了四十年的囚犯把牢笼当成家一样，不敢走出牢房回到世界里。你就是这么个囚犯。打破那些围栏和枷锁，是它们把你的本性禁锢在一个狭窄的空间里。

如果你以为自己就是这个被拘禁在斗室中、小小一份被分离了的本性，被关在牢笼的铁栏后面，那你就会是单薄的，你就会是微小的，你就会脱离、失去那无上本性。那本性是一体无尽的，只是被隔离，而不是分离成为多数的个体。在那本性里，不存在有"他"。

整个宇宙世界，除了你，没有他

我总是对大家说，只怕你们不够自我中心，但是首先请找到这个"我"是谁，以谁为自己的中心。那个"我"，一旦认出那个才是你的本来，一切的"他"就都不存在了。

那个独一无二的，那个"一"，就是你。

整个宇宙世界，除了你，没有他。

你问：但我还是我，他是他，她是她，这岂不是多数、岂不是分离的吗？

要多少个单位、多少数目才能组成"无尽"？所有的数目都在无尽之中，无论你从无尽中减去多少、增加多少数目，无尽并不因而减少或增加。无尽是不增不减的。这就是一体无尽。无论你们代表多少数目，自以为能从无尽中分减出来，其实根本没有减去。无论你们代表的数目加了多少进入无尽，也根本没有增加。这个数目的你，从来不在无尽之外。

当你明白了这道理，就知道天地之精神不是"一个"。我不接受天地间只有一个精神，因为"一个"是数目，而天地之精神是不可数的，是绵之无尽的。

当你住在那个称为"无尽"的老家里，你也是无尽。当你把自己视为一个可数的数目，你就自我放逐于老家之外。

有这样的"知"，"恢复"这样的认知，就叫作"阿兴萨"（ahiṁsā），就是"非暴力"，没有这种知，就不能算是非暴。

其次，是恐惧。

我在《瑜伽经释论第二辑》[①]那本书中写道："恐惧和暴力是同义词，可以互代。"只有心中怀有恐惧感的人才会携带枪支。枪有多大，恐惧感就多大。你要知道某人怀有多少恐惧感，看看他枪的尺寸就可以猜到了。同样的道理也可以用来检视一个国家怀有多少恐惧感。

恐惧来自于观念中有个"第二"，观念中有"他"存在。只要"他"没有了，恐惧就消失了。

你脑壳中有亿万个群体在不停交战，当投射出来就变成了国际冲突。只要个人脑壳中的群体还在交战，无论签了多少条约，订了多少和平约定和停火协议，都无法带来和平。

和平始于心的平和。"阿兴萨"始于心。"非暴"始于心。

黑夜中，你独自走入一条狭窄的暗巷，你听见逐渐接近的脚步声，心想："我只有一个人，不知道那是谁，我听到的脚步声来自何人？噢，那人来了，正朝我走来。我袋中要是有把刀就好了，我要是有把枪就好了，我觉得害怕。"

---

① *Yoga Sūtras of Patañjali with the Exposition of Vyāsa: A Translation and Commentary, Volume II Sādhana-Pāda* by Swami Veda Bharati, Motilal Banarsidass Publishers, 2001.

对面那个人也是独自走在暗巷中，他或她也听见了你的脚步声，心想："噢，有脚步声，不知道是什么样的人？我要是袋中有把刀就好了。"

这两个人究竟谁才是恐惧的起因？是你引起他心中的恐惧，还是他引起你心中的恐惧？不是你引起他的恐惧，也不是他引起你的恐惧。恐惧是由"有个他"的念头所引起。

如果你成了那个周遍一切的本体，也就是《薄伽梵歌》经中所称的"普在神明"（vāsudeva），存在于所有众生、所有个体之内的神明。这普在神明是"所有一切"。在梵文中，神灵有很多种称呼法，其中之一是"sārvan"，意思就是"所有一切"。所以，你看，神灵的名字是"所有一切"，神灵是全体众生。因此，如果你找到了这个全体众生，变成了一个周遍一切无所不在的本体，那你才算得上是以自我为中心，当然这"自我"的定义是不同的。现在的你，是以个人自我为中心，不是那个一体的自我中心。你现在的中心是被关在铁栏后面，由时间、空间交错而成的牢笼里，这个斗室是由三种材料所构成：悦性（sattva）、动性（rajas）、惰性（tamas），也就是所谓的三"质性"（guṇa）。要逃出这个牢笼是非常不容易的。

你要打破其他的牢笼，会需要用到铁锤和锯子，至于这个牢笼，你只需要一样东西，就是"愿力"（saṅkalpa）。不是希望，是意志愿力。希望和愿力是不同的，大多数人都只不过是希望能够如何如何，而不是发下愿力要如何如何。

能定的人，能把自己的心识聚拢，能让它集中。目前在这个房间中，照在墙上，也照在我们脸上的灯光，若是能够集中起来，通过一颗宝石照射出去，就会成为一道激光，在外科手术中可以用来切割癌细胞、矫正视力，或是把信号传到月球。只需要这么一点光就够了，不用多。

你也就需要这么一点意志力，不用多。用"专注"的宝石把它照射出去，你的意志愿力会切穿这个物质的牢笼，你就能得到解脱，超越时间、空间的局限，回到那称为无尽的老家，在那里，没有"他"。

所有个体都是相续的一体

你是用脑壳里面装的灰色物质来思考，你用眼睛来看，用鼻子闻，用耳朵听，用皮肤去触，用手去提物、收受、抓取、给予、抚摸、拍打。你用脚走动，用消化器官消化，用心肺器官呼吸，用排泄器官清除废物，用嘴巴说话——不，你说话时是先用到心，再动到你的嘴巴发出声音，然后才有言语。

所有这些外在的器官，分别职司不同的功能，它们属于谁呢？它们属于某位，属于那位能思考的，属于同一位能看的，同一位能闻的、听的、摸的、呼吸的、走动的、抓取的、收受的。所有这些器官、肢体，所有的细胞，都有不同的功能，可是你不会怀疑它们是属于同一位，它们构成了整体。

有次，在一条动脉血管的大堂中，两颗非常聪明、智慧极高的细胞聚在一起。其中之一说道："听着，我刚刚有了个非常奥妙的悟境，我才发现，我才明白，有一个本体，我们都因他而有，我们都住在他里面，我们也会消失在他里面。有一个本体，我们的自体都是从他获得能量，当我们的细胞生命终了，那个本体还会继续生存下去。我实在不懂为什么其他的细胞，我们的兄弟姊妹们，还没有领悟这个真理。"另一颗细胞说："你在胡言乱语！你说的那个本体在哪里？"

人体内的一颗细胞怎么能看见这整个人！你根本无从向一颗细胞证明，有一个人的合体是由所有细胞聚合而成。每颗细胞都有不同的作用，一颗干细胞可以变成肝脏，或者变成胰脏，或者变成眼睛。

你我的处境，同那两颗细胞一样。有一个本体，我们是从那本体生出来，我们住在那本体中，又终将消失在那本体中。

神在哪里？能指给我看吗？你能把人体指给那两颗细胞看吗？

能如此觉悟的人，就是"觉者"。"佛陀"（Buddha）这个字的意思就是"觉者"，表示已经觉醒的人，他所觉悟到的就是这个真理，到了那个境地就没有"他"。

"非暴"就是从这个觉悟引申而来的道理。

就像是你从头到脚的所有细胞，既是多样的，又是一体的。它们彼此相续，在相续中，种种不同的作用得以整合。如果你能够用这样的观点来看所有的众生，就能看出我们都是同一个身体中的细胞，那个身体是个一体，周遍一切。所以，眼睛的细胞不会因为手拿着眼睛不想看的丑陋物体，而去谋杀手的细胞，因为眼手是相续的一体。只有当你明白到，这个你眼中的"你"的个体，和所有其他个体，都是相续的一体，才会没有"他"存在。

非暴，不等于恐惧、懦弱与逃避

所谓"非暴"，甘地反复告诉我们，不能跟恐惧混为一谈，不能跟懦弱、逃避混为一谈。甘地也说过，假如你的姊妹遭受侵犯时，你以"非暴"的理由不施以援手，那是懦弱。

世界上很多武术功夫都是由出家人创立的，印度所有的武艺都是瑜伽士创立的。中国有一些武术到今天也还是由出家人所延续、教导。你要怎么解释这个矛盾？

想想看。

印度的武术是瑜伽大师发扬的，流传到今天。我们的上师斯瓦米拉玛就是位武术大师，他的功夫真是无人能及。他为了办道，经常要用到钱，有一次他独自带着大笔金钱要从德拉敦走到瑞悉克诗，当时那条路要穿过荒凉的森林地带，结果遇上了强盗，几个持棍的彪形大汉。

"给我们看你袋子里装着什么东西！"他们喝令。

"我会给你们看。不过，我先给你们看别的，你用双手把棍子拿稳。"斯瓦米拉玛随即用单指一劈，棍子应声从中断成两截，"看到了吗？不要让我来劈你们的脑袋瓜子！"那几个人立即逃跑。

回到我们原先所讲的：恐惧。

恐惧是什么？在《瑜伽经》中，恐惧的代名词是"死惧"（abhiniveśa），这是一种"执着"，执着于一个念头："愿我不要变成没有"（nāham nāsyām）、"愿我不要从有变无"。

我现在是什么？我现在是男人，六尺二寸高；我是女人，五尺三寸。我很高、我很矮，我年轻、我年长，我是富人、我是穷人，我是某人的女儿、我是某人的母亲，我是某人的丈夫、我是某人的妻子、某人的女婿、丈母娘，等等。这些都是在起分别作用，在试图将单一的"无尽"一分为二，再分为四。

《奥义书》说："若有人可以走到市场中，像买一匹布似的买空间，把空间剪成一定的长度，然后包起来带走。如果有一天这件事变成可能的，此人就可以不必见到无上自性而得根本宁静。"想得到根本宁静而不必先见到无上自性，是不可能的事，就像想用剪刀把空间剪一段下来，然后包起来买卖一样。

空间是相续一体的，是斩不断的。无论你对"他"做了什么，都会转回到你这里来，因为根本没有"他"的存在。《薄伽梵歌》中，神的转世奎师那也说："由于视我为'他'，众人才加害于我，不知我和众人的自身是同一个；视我为'他'，不知我即是'所有一切'，不知我是大家内在的'普在神明'。"

所以讲瑜伽修行，开宗明义的第一个字是什么？是"非暴"（阿兴萨）。大家都已经熟知所谓五条"耶摩"（yamas，要守的"戒"）、五条"尼耶摩"（niyamas，要遵行的"律"）。

五戒之首就是"非暴"，而其余的四戒和五律都是以非暴为基础，都是在帮助非暴，也都要靠非暴帮助。若是没有非暴，守这些戒律统统都不算数。

只要有个"他"在，就有恐惧

瑜伽最终极的目标是证悟自性，认出真实本来的"我"，到那个地步就没有"他"。而只要有个"他"在，就有恐惧。

有一回，我和上师在森林中散步，在那个时代，林中还有老虎出没。上师问我："你喜欢潜水，不怕遇见鲨鱼吗？"我很调皮地反问他："斯瓦米吉，你们瑜伽大师会怕老虎吗？"

他说："不怕。"我说："所以我也不怕。"

如果遇见了老虎，懦夫的反应是逃跑，老虎就会闻到你身上散发出的恐惧气息，是人身上的腺体在惊恐时所分泌出来的气味，所以它就会追击你。狗也会因此攻击人。或者，你的反应是防卫自己，与老虎一战，这也会导致分泌出同样的荷尔蒙。从生理角度而言，战斗和逃跑的反应是没有分别的，两者都是紧张反应，也都是恐惧反应。

但是，你还可以有第三种反应。

逃跑是懦夫的反应，战斗是勇者的反应，他认为勇敢就是攻击与防御。第三种反应是瑜伽士的反应。瑜伽士坐在山洞中修行，老虎会靠过来，像头幼虎依偎着自己的母亲一般。这是因为动物的天性是一种没有机心的意识，跟你我不同，它们能感受到你有意识及无意识的心识波，如果受到那种心识波的吸引，它们就会靠近。

斯瓦米拉玛当年跟着师父在喜马拉雅山的洞中打坐，结果跑来一头黑熊，像条狗似的趴在洞外。等师徒从洞中走出来，黑熊就迎上前，他们拍了拍黑熊的头，结果这黑熊就留了下来，而且一直跟着斯瓦米拉玛到处走动，犹若一头宠物。

可是你还没到那个地步之前，千万不要去试验，可不要跑到野外找头熊去拍它的头！

一旦呐喊，就不是非暴了

很多人对世界的局势忧心忡忡，总是在担心世界末日要来临了。美国出兵攻打阿富汗时，我在美国的学生写信问我对战事的看法，我反问她："这世界上目前共有不下三十六场大大小小的战争在进行中，你是问哪一场战事？"

你停止一场战争，我保证，你不用担心，还会有另一场，然后又有另一场。总是有种种不同的理由，有种种不同的目的，如果不是基督教的十字军圣战，就是穆斯林的圣战，不是为了宗教圣战，就会是针对冷战时期的苏联，或是树立另一个冷战对象。永无宁日。不是这个族群在谋杀那个族群，就是另一个族群在谋杀另一个族群。

如果没有充实的心灵力量和韧性，如果没有坚实的证知为后盾，在遇到种种情景时，只会做出暂时的解决方案。大声疾呼和平，喊了再多次也不会带来和平，因为今天在厉声呼喊和平的人，一旦当他们取得了权力，就会对着他们所反对的人做出同样的行为。你知道为什么吗？他们不明白自己也有着相同的"自我尊严"，就是这个东西在折磨人。历史上有些打着正义、公理、争和平、争安全旗号的人群闹运动，当他们掌握权力之后，行为会和所推翻的人群完全一样。因为这些运动的领导人没有在净化自己的心灵上下过功夫。

当你开始呐喊，就已经不是非暴了，请不要奢谈世界和平。家中的菜肴里盐放少了，你立刻冒火，就在那个当下，世界和平的机会被你给毁了。孩子没有把功课做完，你就开始对孩子大声苛责，世界和平的机会又给毁了。

你首先要征服的，是自己的嗔心。不论你属于领导者还是被领导者，不论你属于社会中的强势族群还是弱势族群，不论你的肤色是黑、白、黄，不论你是高矮、胖瘦、男女，只要你还没有征服个人的嗔心，谈什么和平、非暴力都不会可行！

停止把死亡带给其他众生

"死惧"是种"愿我不要变成没有"的恐惧。我们为什么会恐惧？是因为我们有对死亡的恐惧。一切恐惧的源头都是对死亡的恐惧。我们为什么会害怕死亡？你知道原因吗？

因为我们心知肚明，我们深层的心识明白，从无始以来，我们不断地为其他众生带来死亡。

请你暂停阅读，反省一下，我们不断地为其他众生带来死亡……

我们知道这是会反弹的，有如回力棒会飞回到投掷者的身上，有如业报的原理，有如牛顿的力学第三定律的反作用力，这就是为什么我们会害怕死亡。

要克服所有恐惧，首先是停止把死亡带给其他众生。请注意我不是说"其他人类"，我刻意说"其他众生"，指的是所有的生灵！

所以，你要实践非暴的理念，就要好好内省这个问题：我是否用了什么形式、什么手法，无论直接或间接、明显或不明显，把死亡带给了其他众生？例如，我现在身上穿的衣服，什么曾经为它而死？我不单是说真正的死亡，连比喻的死亡也包括在内。在做这个反省的时候，先由粗大明显的对象开始，然后你的敏感度会慢慢增加。过了一段时间，你就能够把更细微形式的暴力和嗔心从你的人生中消除。

只要有越来越多的人开始做这样的功夫，就能改变我们世界的面貌。有位甘地做到了，有位马丁·路德做到了。任何平凡人都做得到。甘地是位非常平凡的人，他要是参选世界先生绝对不会入围。有人轻蔑地称他的外貌有如"一袋骨头"，而当他绝食后，连袋子都没有了，只剩下骨头。他绝不是世上最英俊的人，但就是美。不是英俊，而是美！你知道英俊和美是不同的。

其实他一生所致力的，并不是印度的独立运动，他也不是为了社会公义而奋斗，他只是在为净化自己而努力。如此而已。他所致力的是正行，做个正人，以完善自己。斯瓦米拉玛说过："我们都是件未完成的作品，我们是做人的原料，我们还没有达到成为完善的人。"

甘地致力于完善自己，所以他能改造自己。他改造了自己，他的人格无比充实饱满以至于流溢出来，不仅充实了他朋友的心灵，连他敌人的心灵都因而得到充实。他早年在南非因为抗议种族歧视而入狱，他在狱中用自己的双手做了一双鞋子送给当地的政府领导。那位应该为监禁甘地而负责的人回了封信："我们的监狱能有一位像你这么大气度的人在里面，是我的光荣。"

其他地区也有人争取独立，当国家终于独立了，他们会想成为总统、成为总理。印度独立成功之后，甘地不接受任何政府职位，甚至没有出席庆祝独立的大典。他身在当时发生分离主义暴动的地区，跟人民走在一起。他一生没有任何国家领导的职位，可是当他去世时，联合国都降半旗哀悼。

真正的力量不是来自于你在社会上的地位或是政府里的职位。如果你要改变社会，你的力量必须来自你如实内证了我们前面所说的那个相续一体。

问：在《薄伽梵歌》中，为什么奎师那会教导阿朱那去作战杀敌？为什么武术竟然会是出家人所创，又保留在出家人手中？

奎师那督促阿朱那去作战，开宗明义就是要阿朱那先克服自己的恐惧，克服自己的懦弱。阿朱那原本不想去作战，并非由于他服膺非暴力的理念，而是出于懦弱的心理。可是懦夫若是逮到了机会，往往会变得更为暴力，不信你把重型枪械交给懦夫，你看他会做出什么事来！所以《薄伽梵歌》里的原文说："阿朱那，去投入战斗。但首先放下你心中的狂躁，然后你才可以去战斗！"

武艺的原则是，身体动，但内心要能完全静止不动。纵然身体在动，而内心仍然能保持静定，也是出家人要做的功夫。

这个问题跟我最欣赏的一段故事有关，这是个苏菲教派的故事，你们也许有人已经听过。故事说，在战场上，两个敌对的战士在搏命厮杀，交战许久之后，一人终于将对手压倒在地，他双手高举着短剑，将要刺穿敌人的胸膛。这时，被他压在下面的人恶狠狠地朝他脸上吐口水，他握着剑的双手在半空停了下来。压在下面的人大吼："你还等什么，来吧！"骑在上面的人静静地说："刚才被你吐口水之际，我心中顿然生起一股暴怒，如果我那时杀了你，就是谋杀。"这故事的精彩在于讲到这里就结束了，不必交代下文，听者自然会玩味其中的寓意。

记住，非暴所着重的不是有如何的外表行为，内在的自我审思才是非暴的关键所在。这才是实践非暴最细微又最困难之处。你要培养，要慢慢培养出这个态度，每当你做出一个决定，就扪心自问："让我再瞧瞧，我这行为的后果是否会以某种方式、某种途径，直接或间接把死亡带给其他生灵？"

要老老实实地去看自己的念头，所使用的字眼、腔调和音量，说话的方式，对上司抵制的心态，解决自己和妻子、子女之间冲突的方式，等等，究竟有多少暴力的成分在其中？不要好高骛远地去空谈世界和平，和平始于一己，始于一己身躯内在的所作所为。这就是甘地的方法。学习武术时，高明的师父会出其不意地激怒弟子，看他们如何反应。他们如果动了怒，就会遭到淘汰。

我曾经是个非常、非常愤怒的年轻人。我十几岁就离开家乡远赴非洲，为当地印度裔的社团讲学。当地主人接待我住在家中。他是位事业有成又主观性很强的人，对我有些非常尖锐的批评，我觉得深受委屈，但勉强压抑下来。他的夫人非常慈祥，待我有如母亲一般。早上我还躺在房中，她会进来查看是否一切安好。她见到我枕头上有些血迹，是我晚上鼻孔出血造成的，她知道是怎么回事，很心痛地说："唉，你如此纯洁，为何心中居然会积聚这么多愤怒？"

我听了感到非常惭愧，就决心一定要改过来，正好此时我读到了甘地的自传，它启发我要致力于净化自己的情绪，不再动怒。其后我到英国，在平日往来的朋友圈中，有一位性格特别火暴的青年同辈，我们谈起不动怒，他觉得不可思议，质疑我："假如我无缘无故打你一耳光，你也不会动怒？"我说："不会。"过了一天，我们一群人坐在一起，他忽地走到我面前，用力打了我一耳光，而我就只是微笑以对，他反而逃了出去，以后他的性情就改了很多。我当时心里面的感觉是，我真的做到了，真的可以不受外力操控自己的情绪。

征服世界算不上什么，能征服自己才是要紧的。要学会在日常生活中克服嗔心，你可以做些实验。首先由你心中的冲突开始，由你以及你最亲近的人彼此之间的冲突着手，去找出一条双方抗拒感最低又有效的途径，由于抗拒的程度最低，所以有效。我保证你可以做到。这才是人性真正的力量所在，它能把焦躁不安的人变得平静。

印度近代的伟大诗人泰戈尔，他和甘地都拜过同一位喜马拉雅瑜伽的大师。我会知道这事，是因为斯瓦米拉玛亲口告诉我。泰戈尔其实不是写诗，他写的是自己的神秘体验，而这种体验无法以普通的语言来表达，所以他所写出来的就让人觉得像诗一般。印度传统中的圣人都是诗人，因为用其他的语言方式无法将他们的心境表达出来。别人读来觉得是诗，但是对他们而言，是在用隐晦的语言来做真实的描述。

话说泰戈尔有位仇敌想置他于死地，就雇了一个人去行刺。刺客进入泰戈尔的房中时，他正在埋首写诗，见到有个人来到面前，也没工夫问人家的来意，就用笔指了一旁的椅子，示意刺客坐下来等候。刺客坐下，拿着匕首在手中把玩，等了许久，泰戈尔的头都没抬起来过，仍然专注于写作。结果刺客感到无奈，只有不告而别。这恐怕是历史上仅发生过的一次，用诗当防身武器！

我再重复一次，行为不是暴力，行为也不是非暴力，行为是中性的。只有心才能是非暴力的。若要明白自己需要什么，我们需要自我净化，自我管理。要征服自己的愤怒，只有用和谐来取代，不是靠压抑，是用你能控制的工具来取代。遇到了某种情境，没有调教好的心地会变得焦躁不安，使人变得紧绷，但是碰到同样的情境，调教好的心地所起的反应会是放松自在。

在你遇到横逆的情境之际，如果第一个反应是放松自在，那你放松的功夫可以算是到家了。注意，不是骤然紧张后才放松下来，不是先感到愤怒再把它压下去。功夫到家的话，不会产生愤怒，可能会产生别的情绪。是产生不同的情绪，是会让你微笑的那种情绪。记得那个苏菲教派战士的故事吗？

当你如是进步下去，终于悟到所有众生都是相续一体的，不再有"他"，就不会有恐惧，不用防卫，不用攻击，你就能结束在这个多数、分离世界的流放生涯，回到你在无尽世界的老家。

祝福你。

第4课　斯瓦米韦达的瑜伽旅程[①]

问：领到个人咒语之后，每天都应该在固定的时间上座持咒，但有时却因为种种缘故无法做到，那该怎么办？

我们固然希望你能保持规律的练习，但在日常生活中，难免有杂务缠身，或者要外出旅行，都会让你无法在固定的时间上座持咒。遇到这种情形时，你要懂得弹性处理，不是硬性要求自己无论如何都要在一定的时间做这些事情不可。如果情况允许，你可以继续做你的工作，但是将心放在静坐、持咒上片刻。例如，你每天要固定持咒多少遍，如果遇到特殊情况实在做不到，哪天可以找个空隙只持十一遍。

要强调的是，如果只是单纯在时间上受到限制，而不是出于想偷懒或是想逃避的心态，那就不是真正的问题，因为这只是受客观环境的围限。你真的想去做，只要诚心发愿，久而久之，自然会有解决的办法，一切限制都能得到化解。

---

① 这是一堂开放给学生任意提问的讲课记录，内容广泛，有很多是斯瓦米韦达对自己上师斯瓦米拉玛精彩的追忆。

问：您曾经提到"头脑"跟"心"是截然不同的，那是什么意思？

"头脑"只是一个器官，而"心"却是一股能量。两者的关系就像是磁石以及磁力、铜线以及在铜线中流动的电流、灯泡以及它所绽放的光芒。你要明白，灯泡若失去光明，它就什么也不是，但光明不需要灯泡来彰显自己。头脑只是身体的一小部分，只会执行小部分的心念功能。心则是一股能量、一个场，头脑只是一个工具。但我们要晓得，心、心念仍然是一种物质的能量，不过是最细微的物质能量。所以我们不说"心能役物"，这话是矛盾的，因为心的本质就是物，物怎么去控制自己？但我们会说"自性能制心，能制身体"。心是联系自性与身体之间的桥梁，心念粗钝的一端，就是我们的感官作用。当我们进入深沉的静坐状态，就到心念细微的那一端。心念犹如一道宽广的频谱，涵括很多东西，从细至粗。你若是坐到心念的作用都消失，连心念都放掉了，就是来到了"本识"。"本识"是一股纯净的能量，跟物质完全无关。

问：我们会使用科学仪器来量测瑜伽的成效吗？

科学仪器能帮助学生了解自己在静坐时的生理反应，例如脑波、呼吸、心跳、体温、肌肉紧张度等等，也有助于建立一套比较客观的标准，来谈论静坐的状态。但是目前科技的水准有限，只能侦测到部分的生理现象，而且对于所侦测到的结果之解读和应用，还有再进步的空间。

目前使用最多的生理信息是对脑波的测量。我们的脑神经昼夜不停地产生脑波，平时人脑波的波质都是贝塔（β）波，这是心念散乱、没有任何纪律和力量的表现。若是我们二十四小时的脑波都处于这样的状态，便无法将我们带往更深的禅定境界。若是能展现阿尔法（α）波，代表身心是处于放松状态，例如我们做大休息式的练习时，在正确的情况下会产生阿尔法波。若再更进一层，就是赛塔（θ）波，这是当你处于极度专注的状态，或是创造力提升、灵感涌现，写出一首诗时，脑波所呈现的波。更深一层是戴尔塔（δ）波，这代表你处于非常深层的睡眠状态，而且是无梦的睡眠。

若是遇到焦虑型胸痛，或是因头痛而苦恼的患者，我们可以带领他们做放松的练习。但是许多人常常无法控制自己，不知该如何集中注意力，此时便可使用"生理反馈法"来帮助他们学习放松。比如，绑一条有电子感应功能的带子在头上，每当产生阿尔法波时，仪器就会发出"逼逼"的信号声；若还未产生阿尔法波，仪器就不会发出任何声音。这就是用仪器来告诉你脑波的状况，带你学习如何才能产生这样的脑波。这就是利用科技来测量身心状态的一个简单实例，也是最常见的生理反馈仪，许多医院、专业人员都会使用。

另外有一种仪器，是以测量温度的方式来帮助病患控制头痛。当你头痛时，通常是脑部动脉收缩或堵塞，导致血液无法顺畅流动。我们运用这个仪器教导学生放松时，会用金属探针及绷带缠在学生的手指末端，用以测量手指的温度。当我们进入放松状态时，手指的温度通常就会上升。像我在进入放松状态时，指尖的温度会出现三到四度的差异。你只要非常专注地放松，必然能产生这样的结果。这是因为放松时，血液会往下流，也会流动得比较通畅，头痛会得到舒缓。因此，受测者可以借助测量手指温度的高低，来观察自己是否真正放松，并一再练习放松。另外还有其他的测试方式，例如测量心跳、脉搏，都是应用类似的原理。虽然许多地方都有生理反馈的设备可以做测试，但大多数人都不知该如何正确地使用它。

当年，我很好奇外界是如何教导他人放松，便从市面上买了一些放松教学的录音带来听。我听见录音者用严肃而紧张的声音说："放松！放松！把肌肉紧绷，然后再放松！"我实在不明白，如果这算是放松的话，那什么是紧张呢？用这样的音调，真的能让人放松吗？这表示录音者自己都还没学会放松。若是用这样的方式教人学习放松，成效势必非常有限。不过，我知道还是有某些医疗中心已经掌握到诀窍，能够有效地训练受测者学会控制脑波。

所以我们会使用仪器，例如生理反馈仪，利用机器发出讯息，例如"哔哔"声，让人学习控制肌肉和脑波反应的方法。久而久之，你无须倚赖机器，也能自行控制。

此外，也有人发明一些用脑波活动来进行的游戏，比如用心电图（EEG）控制指针来画图，或者借此让玩具火车行驶。我们的传承也有一些医师，将这些原理用于治疗，而且取得很好的成果。我个人不往这个方向走，因为我不是治疗师，但若有人来到我的面前，我可以教他放松的方法，比如将呼吸放慢下来、控制血压等等，但我并不为人治疗。瑜伽的最终目的不在治疗或养生，但是瑜伽大师可以完全控制自己的身体，这是毫无疑问的。

在瑜伽的语言里，有两个很有趣的字，一个是"三摩地"（samādhi），另一个是"神通"（siddhi）。"三摩地"是最高的心识境界，"神通"则是用来卖弄的小玩意儿。

我初识上师斯瓦米拉玛时，有一回我请他到家里做客。他来了以后，对我说："让我来变些把戏给你看。"我说："谢谢，但是我对这些没兴趣。"他说这会对我有实质的帮助，所以坚持一定要做给我看。既然他如此坚持，我就恭敬不如从命了。

那天，他做了两个示范。第一个是用一条厚毛巾把眼睛蒙起来，然后对我说："你尽管在一张纸上写下自己想问的问题，我便会作答。"我很调皮，没有提问，而是写下一句经典的梵文句子。他蒙着眼无法看见我写了什么，但是却能完整无误地把我写下的句子念出来。这是个把戏，重点在下一个示范。[①]

其次，他把袍子掀开，露出双腿，告诉我："现在我要把右腿上的气（prāṇa）抽出来，灌到我的左腿上。"他并没有对腿施加任何压力，或做任何挤压，可是只见他右腿的颜色开始慢慢变得跟死尸一样惨白，左腿却鲜红如樱桃般。之后他说："现在我要反转过来。"然后他的左腿变得惨白，而右腿则恢复红润。做完之后，他告诉我，让我看这个示范，是要我明白根本没有所谓的"非自主神经系统"这回事。

我们都曾经学过，身体有两组不同的神经系统，一组是受意念所控制的，比如活动手脚或说话，都属于"自主神经系统"所产生的动作。另一组是"非自主神经系统"，例如肺、心脏、胃的活动。你不觉得你在控制它，但你的肺仍在发挥功能，心脏在跳动，在食物下肚后，胃会消化分解食物，把它转化成养分、汗水或尿液等等。这些都属"非自主的神经系统"所产生的"非自主行为"。但是瑜伽大师说，没有"非自主"这回事，因为他们要身体做什么事，身体就会做什么事，所以一切都是能自主的。

斯瓦米拉玛有次在美国明尼苏达州圣保罗市的医院里展示这个本事，他告诉医师："我现在要生出一个肿瘤。"他只是坐在那里，无

---

① 根据印度哲学"数论"的分类，心、心的作用是属于"物"，如同身体，都是没有生命的。请参阅斯瓦米韦达的《瑜伽经白话讲解——三摩地篇》。

缘无故，便在皮下产生了一个可以用手压按到的块状组织。在众人惊骇之际，大师又说："我现在要让肿瘤消失。"不久，这颗肿瘤就不见了。这件事在当地的报纸曾经报道过。还有一次，他在一所德国的医院做了同样的示范，德国医师经过他的同意后还切取了肿瘤的样本。所以他说："没有所谓的'非自主'，一切皆在你的意志控制之内。"

问：那么死亡是否也能控制？

从瑜伽的角度来看，有所谓的"可控制的死亡"，以及"不可控制的死亡"。如果你能用意志力控制死亡，便可决定自己何时死去。我们凡人的死亡，都是属于不可控制的死亡，你并不想死，但身体的功能一一衰竭，于是你就死亡了。一位真正有成就的瑜伽大师，就能控制自身的死亡。当他在世间的使命完成了，就会预先明示或暗示大家自己何时要走。

我们读到文献记载，过去有大师明明活得好好的，却告诉弟子们要在某一天回到身边，准备跟大家话别。到了那一天，大伙儿同聚一堂，大师一如平日和弟子们倾谈。但时辰一到，他就会上座静坐，然后离开身体。对这样的大师而言，生命是一股能量，是能够自我觉知的能量。身体像是一只陶罐，原本储存在罐中的生命之水，在时候到了、陶罐坏了时，就会流出去。"死亡"只不过是生命能量流出身体，身体因而丧失一切功能的过程。

大师也能让身体暂时停止生命的功能。斯瓦米拉玛曾经在美国著名的曼宁哲实验室，展现肉体死亡的状态。他用意念让脑波、心脏、脉搏、呼吸都停止了，种种迹象都显示他已经死亡，但是不久之后，身体又重新呈现正常的生命状态。实验结束后，大家好奇地问他，究竟是怎么办到的？他说："顶轮又称千瓣莲花轮，我将心识全部收回来，躲在其中的一瓣莲花里面，所以没人能找得到我。"

对于一位瑜伽大师而言，瑜伽修行的终极目标是"解脱"，就是心灵不再受到身体、时间、空间、因果的拘束，不再被世俗的苦乐所迷惑。有人问我，大师是否能够灵魂出窍，让星光体跑出去？我不想去谈论这些惊世骇俗的事情，你要知道，很多人有这种经验，其实只是幻想。他们以为自己到了某些境界，功夫已经了得，但是你观察他们在日常生活中所表现出来的言行，跟真正悟道的人全然不同。[1]

悟道和日常的言行举止是不能分离的，前者一定会体现在后者之中，后者一定会反映出前者。传统瑜伽并不否认灵魂出窍的可能性，真正的瑜伽大师确实能做得到。但他们会警告我们，不要把幻境与真实混为一谈，别把幻想当作成就，它可能只是潜意识地渴望暂时得到满足。只不过是你欲望的投射，不是瑜伽真正的成就。静坐的目的在于净化我们的心识，而非追求神通的现象或体验。当然，有些现象可能会出现，就像我们常提到的比喻：从甲地走到乙地，沿途虽然风光绮丽，但你不要停下脚步，把美丽的山谷当成永远的家，你仍然要继续朝着目的地行进。

回到我刚刚说的那两个词：三摩地、神通。当我第一次遇到斯瓦米拉玛时，我告诉他："大师，我对神通不感兴趣。我唯一有兴趣的是三摩地，如果你能让我在这辈子得到三摩地，那么我会非常感激。"于是，我跟他之间便有了如此的了解：我修行的目的是追求解脱、三

---

① 斯瓦米韦达在此并没有说彻底开悟之人的言行是什么状貌，他在别处提过，《薄伽梵歌》第二章后半段，对于见道之人的言行举止有很详细的描述。

摩地，而非神通。因此，当我偶尔对这些现象或生理反馈产生好奇心时，他便会提醒我，了解实验的原理及其所代表的意义便已足够，无须追求、卖弄或展现神通。

我很早即开始为人授课讲学，自己从来没有上过学，也从来没想到要入学。当时聆听我讲课的人数，有时高达一两万人之多。我在十六岁时离家，只身远渡重洋开始在国外的讲学生涯。很多人把我当成什么上师或大师，可是我绝对不允许他人如此称呼我。当然，我也见过外面有一些自诩为某某大师的人物，其中有些竟然还是我的学生！纵然你还算不上是大师，仍然可以成为别人的老师，就如同你已经走了三里的路，就能把你走这段路的见闻，告诉还没走过这三里路的人。

至于大师是否会转世再来，这是一个不易回答的问题。我们的观点是，如果大师在世时还没培养出一位青出于蓝的弟子，他便会不断地乘愿重返人间，直到他找到能接棒的弟子为止。

有人问过我，我在一九六九年才遇见上师斯瓦米拉玛，在这之前，是否曾跟过其他上师学习？

我生长于一个非常独特的家庭之中，我们家的传承是父传子、子传孙的家庭教育，从小便养成对灵性方面的追求。有一种传承是师徒之间的传承。有些则是既有父子，又有师徒的关系。

问：请多谈一下斯瓦米拉玛。

印度在第八世纪时出过一位被称为"商羯罗阿阇梨"的大圣人，他奠定了出家僧人斯瓦米的制度，将全境分为数个教区，每区各有一名座主，座主都称为"商羯罗阿阇梨"，算是地位最崇高的精神领袖。

斯瓦米拉玛在很年轻时就被推举为其中一位商羯罗阿阇梨。不过，他不久即挂冠求去，隐居深山虔心修道。后来，他的上师命他到西方世界弘道，他就前往美国。

一九六九年，我在美国明尼苏达大学任教，有天一位学生对我说："你知道吗？我们城里来了一位印度的斯瓦米。"我说："是吗？有意思。"其实我并不感兴趣，也不觉得有何特别之处。我见过的斯瓦米多了，但凭良心讲，我并不是对所有自称为斯瓦米的人都有信心。几天后，这位学生把那位斯瓦米的宣传单拿来给我看，上面写着他曾经是一位商羯罗阿阇梨。我心里想，这应该不是一位普通的斯瓦米，但我依然没有求见的意愿。

当时是十一月，正逢印度传统上的重要节日"灯节"。在印度，灯节跟西方的圣诞节一样是个大节日，家家户户都会摆置上百盏，乃至上千盏的明灯来庆祝这个节日。每栋房子的窗台、门前、楼梯台阶、街道上，也都会摆满灯，家家户户都会烹煮许多丰盛的食物，大家一起享用。

那天，我的妻子对我说："城里来了这么一位斯瓦米，不管他是斯瓦米也好，不是斯瓦米也罢，毕竟他是个印度人，在这个节日里，一个人住在旅馆里一定很孤单。我们拿一些食物供养他，作为对同乡的招待吧！"于是，我打电话到旅馆找这位斯瓦米。电话接通后，我用梵文问候他。要知道，即使在印度，也很少人能够使用梵文交谈，因此他接到电话时感到很惊讶，但随即用非常纯正流利的梵文与我交谈起来。我问他："我们是否能带一些食物来与你一起享用？"他说："好极了，晚上六点到旅馆来吧！"

在此之前，一九六八年时，我几乎走遍全印度，想找一位能教我"室利毘底亚"的老师。这是一门非常神秘而高深的学问，真正懂的人很少，我始终找不到一位明师。这件事没有别人知道。没想到当我们供养这一位斯瓦米食物后，他送我们走出房间时，用目光上下打量我后说："好、好，我会教你'室利毘底亚'这门学问。"

你说，这仅仅只是巧合吗？他真能够见到我们所看不到的东西！

印度的谚语说："当弟子准备好了，上师就会来到。"话虽是这么说，但我连做梦都想不到，居然有位在喜马拉雅山洞中修行的高人，会来到美国明尼苏达州，出现在我的眼前。记得有一次我对他抱怨："上师，您为什么不能早个十五年来到我的生命中呢？"他回答："是吗？你的业报还没清，我怎么来？"所以，你必须先走过生命中的某些阶段，把一些业债还掉。如果你尚未把业债还完，就还没准备好。

很多人在生活中遇到某些困境，或者有了一段难以相处的人际关系，就变得非常沮丧，觉得人生的担子太沉重，不想再挑下去，往往以为假如能逃到一个什么香格里拉，能在那个清静的地方住下去，整天打坐修行有多好。我奉劝你不要有这样的想法，如果你无法应付世间的困境，坚持不下去，那你到什么仙境，也一样待不下去，不出十天就会嚷着要离开。你必须把自己的困难解决，必须化解一段段难缠的人际关系，必须把业债还清，无论你觉得有多么艰难，仍要挺下去。这不只是在把业债做个了结，更重要的是经过如此磨炼出来的心力才会坚韧，才能帮你快快走完心灵修行的道路。

遇到困境往往是成长的机遇。碰到一个小小的不如意就想逃避，你必然无法成长。而你越是成长，责任就会变得越重。不过当你的责任变得越重，你的力量就会变得越大。当你力量变得更大，就能挑起更重的担子。大师会在明中暗中助你一把，帮你成长。

斯瓦米拉玛最喜欢讲的一个寓言故事是，十九世纪时，欧洲的有神论与无神论者之间的相互争论异常激烈。结果，主张无神论的卢梭、达尔文、马克·吐温、伏尔泰，死后都下了地狱，而有神论的信徒们死后则上了天堂。有一回在天堂的这一群人聚会时讨论："你看，我们一直试着去救这些不信神的人，他们都不听，现在全下了地狱，想必仍然遭受着种种煎熬苦痛。不如我们下去探望他们，看他们是否后悔了，开始相信神。"

于是，这群人中的大主教们结伴来到地狱。但奇怪的是，他们找不到地狱在哪里，本来应该燃烧着熊熊烈火，犹如沙漠般的地方，却有着清凉的微风吹拂，到处是生机盎然的花草植物。

他们找到无神论的领头者，纳闷地问道："这是怎么回事？"无神论者说："你们死后去了天堂，但来到地狱的我们，却利用聪明智慧改造了地狱，发明了冷气机。"

这个故事的寓意是，当你感到深陷地狱之时，请运用你的智慧和力量，把地狱变成天堂。你绝对具有这些力量和智慧去改造自己的逆境，请充分去利用它。

比如你无法跟配偶愉快共处，便应该倾注智慧，尽力解决。假若你用尽所有能力与智慧试图改善，却仍然徒劳无功的话，就该学会知足。知足是人生最大的乐趣来源。学习接受，学习欣赏，学习知足。不要一味地逃避，不要逃避责任，不要卸下负担，要积极作为。瑜伽不是只有打坐，别的都不管。一棵大树会经年累月地定在那里，难道大树可以成为瑜伽士吗？

瑜伽士要在现实生活中去锻炼、体验。你要充分发挥内在的力量，到达一个"等持"的境界，不偏不倚，不要为一些小小的顺境而高兴，也不要一有逆境就心烦。如果你是个很浅的湖，丢个石块进去，湖面就会荡漾。如果你是海洋，石头只会沉进海底，海洋丝毫不受影响。从有天地以来，海洋日夜承受无数河川的流水注入，而海洋不会因此满溢，规模也不会因此改变。所以心念广大的人，不会被一些小事搅乱而感到烦躁不安，但对于愚人来说，每天会碰到让他开心或伤心难过的事，就不止百件。智者不会任由情绪起伏不定，而是保持旁观者的心态。就因你能保持旁观者的心态，对于整体情境才有更好的洞察力及控制力。若是无法做一个旁观者，一下感到不安，一下又感到焦躁，你很快就会失去自己，迷失方向了。

所以人生要保持一个旁观者的境地，观察身体正朝某个方向前进，看着此个体正在经历某个事件。能这样做，无论处境优劣，都不会扰乱你的心。

问：基督教所教导的静坐方式，跟你所教导的有何不同？

当今基督教流传的静坐方式，在我看来，是一种沉思默想，不是静坐。比如摘取《圣经》中的某句话，要人反复沉思这句经文的意义，即是基督教静坐的方式之一。我们所教导的静坐方式，在坐的时候就不能去推理、推敲，不要运用思维。原始基督教的静坐方式，跟现今是非常不同的。你去阅读原始的文献就会知道，远古的神父会到沙漠中修行静坐，至今埃及和东非伊索比亚地区仍有基督教的修士，独自在沙漠的山丘上修行。希腊有一座名为"Athos"的山，古时建有许多传统基督教的修道院，虽然一些古老的传承已经不存在了，但仍有许多有成就的大师在那里修行，他们所教导的静坐方式，跟我们的方式没有太大的不同。基督教的静坐传统称为"静止"（hesychea），当今东正教仍保存了这项传承。历史上，希腊及俄国的东正教，相对于罗马教廷领导的基督教，跟东方的心灵传统曾经有过比较密切的接触。

问：我们如何知晓自己还需要净化情绪和人格？

你可以在一天结束时回顾一下，今天起过多少痛苦的念头，兴起多少欢乐的念头？如果你还有许多痛苦的念头存在，代表情绪还需要净化。你要明白，痛苦的情绪是种心念，是可以受到控制的。例如，身体不舒服时你会觉得痛苦，是因为你让生理状态成为自己心理的状态。如果你决定不让身体的状态影响自己，决心保持乐观，你的痛苦感受就可以大大得到减轻。在同样的处境中，一般人会生起种种负面的情绪反应，像是愤怒、悲伤，对于一位情绪已经完全净化了的人，他唯一会起的反应只有微笑。

第二部

瑜伽的医道

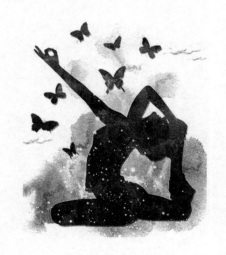

第5课 静坐即是自我治疗①

第1讲 瑜伽与治疗的关系

各位晚安。这次建议的讲题是"治疗之瑜伽哲理观"，要我在这么的短时间内，把有五千年历史的理论做个交代，实在强人所难。

瑜伽和治疗有什么关系？这个问题不只是西方人会问，即使是印度，在斯瓦米拉玛创立的喜马拉雅信托医院中，大家老是见到我这个身穿橘色僧袍的斯瓦米在病房间走动，不禁问道："斯瓦米跟医院有什么关系？他又不是医师！"大家会这么问，是因为我们这个世纪的医疗哲学观是："哲学无用，真理要在试管中找寻。"这就是问题所在。

我们讲"整体疗法"，就是要把人视为一个整体的人，可是即使是从事整体疗法的专家，也未必真正完全看到完整的人究竟是什么，治疗手法还是属于零星片断的。要真正见到整体的确不容易，除非你已经确立了一套哲学观，如实了解人生一切都是不可切割的：生意和灵

---

① 一九八八年，斯瓦米韦达讲于美国明尼亚波里市喜马拉雅瑜伽禅修中心。

性不可切割，家庭和事业不可切割，你吃的和你穿的不可切割，你穿的不可和非暴力的哲理切割，非暴力的哲理不可和生灵一体的理念切割，一切都是一，也只有一。

生活中任何看似琐碎的小事，都不可和整体切割。我常常用一个故事来提醒大家小事的重要性。时间大约是在一九六〇年代，斯瓦米拉玛宣布要在美国威斯康星州带一个静坐高级班，大家蜂拥而至。结果他登台开讲，用了足足一个半小时就讲每天早晨规律如厕的重要性！那就是高级静坐班要学的第一步。如果连这个都无法规律，你能把呼吸给规律好？更不用想规律自己的心念了！你们很多人听过这个故事，但还没有学会将小事和整体联结起来，还是只见到片断、片断。

所以，如果你只专门学一样东西，就会失去其余。如今，科学变得非常繁琐而复杂，太多细节，以至于无法看见全面。我一再重复《薄伽梵歌》所提出的三种做学问的方式，就是三种质性：光明和谐的"悦性"、烦躁不定的"动性"、阴暗沉重的"惰性"。全部三种质性都存在于一切人格、心念、原子粒之中，只是组合的比重不同。没有任何事物少得了它们，有的悦性较明显，有的动性较明显，有的惰性较明显。

《薄伽梵歌》说，惰性为主的智慧知性，是取一个部分，学习分析它，充分了解它，然后将它视为全部的整体。例子是律师从法律关系的角度来看一切人际关系，医师从医学角度来看自家人，心理医师跟自家人谈话都当成是心理治疗。当我们把一小部分当作是全部，用一小部分的知识来解读整体，这就是惰性的智慧，是不完整的。

动性为主的智慧，是罗列了所有不同的部分，以为因此见到了整体。现在很流行的所谓跨学科研究就是如此，好像综合了解剖学专家、生理专家、心理专家的研究，就可以完整地了解人类。

悦性为主的智慧会说，全体是比它所有的部分加总起来还要多，所有的组合部分加总起来并不是全部。"全部"是有另一种特性的。悦性为主的智慧是因为了解了整体，所以对它所有的部分也都了解，见到所有的构成部分都是因整体而有。换言之，整体超脱了它的构成部分的性质和能力。纵然我对于身体每一个部分都了如指掌，未必能了解我的身体，因为身体除了所有的部分之外，还有其他东西。我们着手了解什么是治疗，就应该用悦性为主的智慧为之。

勿将医疗予以宗教化

不过，近来我发现另一个趋势，有些人把自己的健康和医疗理念当成了一种宗教，好像神圣不可侵犯。比如说，外地人来到印度，一不留心肠胃就会出问题，我的学生在尝到厉害之后甚至戏称"印度"（India）就是"我绝不再来此地"（I'll Never Do It Again）的缩写！通常我会建议这些遇到肠胃问题的外地朋友立即去求医，当医师开抗生素时，他会惊呼："噢，不不不！我绝对不吃任何西药！"他把"不吃西药"当成了一种宗教信条，我们可不会赞成这种态度。他没有想到，斯瓦米拉玛此生最后一段岁月奋力筹建的喜马拉雅信托医院，就是一个以现代医学治疗手段为主轴的医院，拥有最先进的设备和仪器。

大家以为印度应该是以印度传统医学为主的地方，其实不尽然。现今，印度的医疗体系有五六个大类，都有各自的专门学院，有各自的认证模式。第一类是现代医学疗法。第二类是印度传统的阿育吠陀养生疗法，这在西方国家被视为"另类疗法"的一种。第三类是顺势疗法，是起源于德国而在印度迅速发展壮大的体系。第四类是我称为"希腊大食"疗法，是古希腊所创，随着亚历山大东征传入东方，其后被阿拉伯帝国所继承。欧洲最早的公众医院就是阿拉伯人建立的。后来蒙兀儿帝国入侵印度，也引进了这套医学理论和疗法。第五类是南印度克拉那一带所独立发展出来的另一个印度本土医疗法，和阿育吠陀在某些程度上比较近似。此外，近年某些地区随着藏文化移入而有了藏医系统。还有一种是属于印度"原住民"自创的医术，只有在偏远地区的部落中还能见到，但已经到了濒临灭绝的地步。阿育吠陀所使用的草药主要有二三百种，南印地区疗法所使用的草药则有五六百种，而那些部落中所使用的草药更多达三千种！

绝大多数的印度人并没有把医疗予以"宗教化"，不会一生固执地只相信某一种医疗法。但是百分之七十的人民仍然以使用传统疗法为主，这是因为现代医疗资源不足，或者相对昂贵的缘故。印度政府的医疗预算百分之九十八是分配给现代医疗体系，其他类型的医疗体系只能拿到百分之二。虽然如此，医疗资源仍然远远不足以让现代医院普及全印度。所以，斯瓦米拉玛才要发心为喜马拉雅山区的贫苦民众建立一所大型现代医院。

医学应重视整体观与心灵面

现代医学不注重"整体"的观念，分门别类太细固然是其不足之处，但可悲的是传统医学也逐渐失去了心灵这一块。就拿草药来说，也许你会视为迷信，但若真正依照古法，连在采药时都要持一定的咒语，要做某种祈祷。你要和天地草木先做灵性的沟通，要祈求准许，不能随意摘取一草一叶。美洲印第安人也有非常类似的传统。这和用餐前的祈祷是同一个道理，经文说："食物即是医药，医药即是食物。"传统上，食物和医药是没有区别的，两者是同样的东西，都是把某种养分置入体内。所以，食物也可分为"悦性""动性""惰性"，是同一个理念。医书中对采药的时间也有讲究，偈是在满月之日（之夜）所采的药，其疗效就不同，你可以理解成是因为月球引力在满月时最强，影响到植物汁液精华的分布。

注重"整体"并不是要你扬弃任何部分，不是说你接受这种概念就要排斥西医、西药。我们不希望你把医疗当成宗教，坚持只有哪一套才是真理。就算是宗教，我也非常欣赏中国人对宗教的开放态度，很多人既是佛教徒，也是道教徒，也拜孔子，也进教堂。日本有很多人既是佛教徒，也是神道教徒。我到穆斯林的清真寺照样虔诚礼拜，心灵同样受到感触。每个人可以有跟自己比较相应的宗教，但是在精神的体验上，你属于什么宗教是没有区别的。医疗也不例外。

"整体疗法"的概念必须要能适用于生活中的每一个方面，这就需要有一套自己的人生哲学。现在西方人热衷于提倡静坐，是因为静坐对健康有益，因为静坐是一种很好的自我治疗方法。这种观念正在腐蚀纯正的静坐，是以功利主义为出发点。请你不要抱着这种心态去学静坐。你要静坐，是为了认识真正的自己，从而建立一套自己的人生观。此后你的整个认知会改变，你会察觉人生没有哪一个方面可以和任何其他方面切割开来，你对整体人生的认知自然不同。

第2讲　病苦多为幻想的产物

喜马拉雅瑜伽有何特别之处？从我的观点看来，当今的"瑜伽界"，尤其是西方世界，已经完全不是原汁原味的瑜伽，关于心灵的部分都被冲淡了。有些瑜伽老师在解剖学上下了很大的功夫，对人体细部结构的名称都能叫得出来，哪个瑜伽体位要用到哪个部位的肌肉，都可以讲得非常清楚，乃至对于阿育吠陀的一些名词也可以朗朗上口，等等。可是，瑜伽的精华部分却往往被遗漏了。我指的是修行的核心部分，现代人把修行也变成了一种"技巧"，这是最令我伤感之处。

有些人去学瑜伽，常常是为了想解决一些身体或心理上的问题。这不是我们这个传承的目的，也不是其他真正瑜伽大师教导瑜伽的目的。我们不否认，世上伟大哲理的起点是助人，解决问题当然是助人。但是，这些哲理真正关心的，不是世俗的这个或那个问题，不是健康的问题，而是一个最紧要、最终极的问题。

很久以前，大概是一九七五年左右，我在此地开过一个讲座，我说："不要老是把人生用在解决问题上，你应该要为自己建立一个不会产生问题的人生。"这就是超越大家注意的地方，他们总是在处理问题，却无法建立一套没有问题的人生哲学。在理想的人生中，是没有问题的。即使有问题，也不会大到让人觉得不安的程度。不要像有些人，碰到一点问题就把它放大。

佛陀的教诲，以及瑜伽理论基础的数论哲学，都是以"苦"为开端。阿育吠陀的经典也是一样由"苦"开始。他们不是在说某种特别的苦痛，像是关节的疼痛，或是你的邻居带给你的苦恼。他们所称的"苦"，是普遍存在于宇宙世间的这一个事实，"苦"是个挥之不去的事实。你不禁要问，假如神是慈悲的，为何会容许世间有"苦"？这是个神学上的基本疑问，从佛陀到现代的无神论者都在问。

（斯瓦米韦达沉默片刻后又说）

"苦"是种感受。大半"苦"的本身是没有实质的。你去看它，它就消失了，当然你要懂得如何去看。大多数的"苦"都只是我们幻想的产物。我可以对你保证。

很久以前，我也在此地以"病中的心态"[①]为题讲过一堂课。那时，我的身体正遭逢某种病变，此后我想过再接续讲第二堂、第三堂，不过病情加剧，事情又接踵而至，一直没机会续讲。还有部分原因是，大多数人不能明白我所表达的意旨。你可以读遍所有的哲学，通晓它们所教导的生活方式，你每天早上起床，对着镜子说："嗯，今天我该如此如此奉行。"不幸的是，这不会让你真正改变你的生活方式。除非你能确立一套人生观，否则你改变不了。斯瓦米拉玛以前不断地提醒我们，一定要建立自己的人生哲学，而我们之所以会遭受苦痛，正是因为没有这个哲学的缘故。

在病床上禅定

我本身在一九九一年之后，健康出了严重的问题，其后有六七年，上师和医师都不准我旅行。当年我人在德国，刚结束一场周末的研讨营。周一早上穿戴好了，正准备到机场搭飞机前往美国，忽然间病魔来袭，我去不了机场，结果来了四名德国大汉把我抬起来，丢进救护车送进了医院。嗣后七个月，我被困在当地。

可是，那段日子是我人生最美好的期间，我写了一些自己这辈子写过最美、最欣喜的诗篇。原因之一是，我没有任何行程安排，不用上课。不过，我把一些卷宗带到医院的病床上，继续工作，这

---

① 原名"Attitude in Sickness"，已经摘译为中文，收录于《心灵瑜伽》，篇名为《看待身病与心病》。

让医师和护士都不敢置信。住院期间，每天可以去散步，那是我平日根本没时间去做的奢侈事。而最美妙的是，那时有股动力驱使我进入自己内在那个没有疼痛的所在，那股动力驱使我进入深沉的禅定。

斯瓦米拉玛在印度的山脚下建立了一所喜马拉雅信托医院，我常常去那里探视来住院的病人。我问他们的第一个问题往往是："你躺在这里，心里究竟在想什么？"这也是所有医师、护理人员、家属需要正视的首要问题："病人躺在病床上时，在想什么？"他们很多人二十四小时都躺在床上……我曾经建议我们医院的行政管理单位，在病房的天花板贴上或画上美丽的图画，躺在床上的人，满心忧虑，不妨让他们看些美丽的东西。可是，根本问题是，他们躺在那里，心在干什么？所以我在探视医院的病患时，都会花几分钟跟他们谈谈，建议他们躺在病床上时，心里要想些不同的事。

以我而言，躺在病床上是最好的时刻，因为我把时间用来禅定。不然要做什么？而且，你可以深入，可以去到那个没有疼痛、没有不适的所在。甚至当医师在帮我治疗时，我就躺在那里进入禅定。在还没有进行动脉分流手术之前，医师先试着帮我做动脉扩张手术以及一些详细的检查，整个过程我是清醒地躺在床上三小时。我告诉你，当他们做完，把我推出手术房时，我是处于极度喜乐的境地。没错，他们是在我身上施作，但是那个部位只占了我身体的极小比例，身体的其他部位不痛，为什么要把注意力放在那个小地方，把那里当成是整个你？"我好痛！""你瞧，医师在我身上开了个洞！""他下一步要做什么！假如他用的那根针断在我体内该怎么办！"这都还没发生，你何必杞人忧天？尽管放心地让医师做他的专业工作，你做你能做的。在那三小时的手术中，我做了全部我平常没有时间做的那些功夫。足足三小时，我躺在绝对静止状态，做了最细微的调息法、全套的瑜伽睡眠法。结束后，医师对我说："你真是位最有耐心的病人！"

我那时还没出家，太太来德国陪我。当我从手术房被推回病房时，她神情焦急，立刻问："这么长时间的折腾，你一定很不舒服吧。"我轻声回答："嘘，不要打搅，我正在极端喜乐境地。"我绝对没有夸张。

我要说的是，大半的"苦"都是你想象的产物，是种幻想，是种情绪上的负担。情绪的"苦"也是如此。斯瓦米拉玛一再说，痛苦都是你自己造出来的。

我在德里有一位学生，他是非常好的眼睛外科医师，几年前曾帮我做白内障手术。做这个手术之前的两小时，每隔十五到二十分钟左右要点一次眼药。所以在两次点药之间的空档，你要做什么？你可以坐在那边干等，胡思乱想，万一手术失败了怎么办，等等。这些都是自己的心在幻想，而你可以把心用来想点你可以做的事。例如，等我的眼睛好了之后就可以去读这本、那本书，我就可以再度看到恒河边上漫步的野象。现在，别人看得见，而我看不见那些大象，不过我不用上太空也可以看见四个月亮！

是你设定了自己的心去想痛苦的念头。你要把这个习惯改过来，要取消这种设定。要是能做到，你就能解决许多你和先生、太太之间的问题，以及其他许多问题。

那位眼科医师诊所的隔壁就是他家，所以做完手术后，我的眼睛还盖着纱布，就去他家吃晚餐。有这样一位学生是我的福气。做手术和等待的三小时中，我都处于禅定状态，所以精力充沛，一到医师家中，就立即为他的女儿们做启引。

重点都是心态问题。在医院工作的人都可以证实，乐观、正面思考的病人会比较快痊愈，早日回家。很多人知道我的身体不好，每天跟我打招呼时都会问："您的感觉如何？"而我会回答："我的'感觉'非常好！"

这都是我自己亲身经历、实验过的。任何事情我都一定用自己的生命先试过，能做到了，才会用来教人。而我的讲演如果还算是小小成功的话，都因为我是用自己所实验过的经验来教人。我一生都在实验，甚至在我还不识字之前就开始了。

注重均衡与均等

当你听到、读到我所说的内容，或许有所启发，觉得有道理。可是当你出了讲堂、放下书本，就如过眼云烟，下一个要操心的问题就来到你心中。如我所说，你可以读遍所有的理论，决定改变自己的生活方式。有的人决定要采取某种饮食习惯，然后他们对于该怎么饮食就有了牢不可破的成见，变成一种宗教式的狂热。我要你连这种固执也放下。

我的身体多病，像是糖尿病对我的饮食就有严格的限制。而我经年在外奔波，在旅途上每隔几天就会换个人家住，睡在不同的床上，吃不同的食物。像我去中国的台湾时，当地的学生坚持要我吃米饭为主的健康中式素食，可是我却偏偏是个每天非吃顿印度烤饼不行的人。即使如此，每当人家为我供餐时，纵然不合我的饮食限制，我还是一定会多少吃一些。因为拒绝就是种伤害，伤害就是暴力。如果你固执地坚持自己的饮食习惯，岂不是会跟"非暴力"的原则起了冲突？而难道"非暴力"不是我们该采取的生活方式吗？

所以，在所有的戒律、规定中，你也要学会如何自在。不要固执于狭隘的看法、见地，否则它反而会成为你的束缚。

有一对跟我非常亲近的美国夫妇，每次我去他们的城市，一定会招待我住在家中，对我的照顾无微不至。那位夫人患有糖尿病，有次读到一篇关于豆腐如何对健康有益的文章，就决定今后只吃豆腐。我住在他们家中，早餐是豆腐和米饭，午餐是豆腐和米饭，晚餐还是豆腐和米饭。我问他们是否有必要如此极端，他们坚决主张这是控制血糖的不二法门，我也应该采取这种饮食法。当对方如此狂热，你能怎么办？他们百分百投入豆腐制作，拿所有积蓄开了一间豆腐工厂，疯狂地推广豆腐，产品也卖进了当地超市。刚开始，生意非常成功，他们对自己的成就感到非常自豪，我只能赞美他们，你们做得真好。几年之后，同时发生了两件不幸的事，首先，他们的生意开始走下坡，然后，那位夫人忽然变得对豆腐产生过敏反应，如果她的皮肤沾到一滴豆腐的卤水，马上就会发炎。她问我："艾瑞亚博士，我该怎么办？"怎么办，再多吃些豆腐吗？

大家都忘了一个很重要的原则，就是"均衡"（sāmya）、"均等"（samatva）。这两个字在瑜伽和阿育吠陀的文献中都很常见。《薄伽梵歌》（II.48）中说：

> samatvaṁ yoga ucyate
> 能等，所以称之为瑜伽。

瑜伽就是均衡、均等、持中、不偏不倚，能够"等"。

印度医学阿育吠陀的文献则是用"均衡"这个字，相反词则是"失衡、失调"（vaiṣamya）。所有的疾病都是由于失调而引起的。因此，如果你想治疗或是防止某一种疾病，而你所使用的却是一种偏颇的手段，也许你可以消除某一种苦，却会造成另外一种苦，因为你又引起一种新的失调。

所以，你首先要建立一套人生哲学，它应该是一个全面的、能够综括你一切行为、习惯、倾向的人生观。以我们目前心灵进化的程度，固然很难把自己所有习性的设定都完全解除，但是在静坐时，我们是在试着解除自己的设定。世上只有佛陀、耶稣基督这样的人物，才可能完全把设定给解除。所以，耶稣即使身在十字架上，仍然在为所有的世人祝福，那就是已经解除了原有习气的设定，就算身体被钉在十字架上，也不算什么，因为他不是他的身体。

我们比不上这些觉者、开悟之人、菩萨，虽然我们还不能完全解除设定，但是可以重新设定自己的人格，用其他设定来取代旧的设定。《瑜伽经》中有一个很重要的字："bhāvana"，意思是培养、观想，一而再，再而三地留下印象。例如，你做持诵的工夫、你祈祷，就是一种设定，让持诵、让祈祷成为自己的设定，所以它们就成了你。《瑜伽经》（I.28）说：

taj-japas tad-artha-bhāvanam
重诵专注其义。

用重复持诵，加深自己对语意的印象。这就是一种培养。

与同体心连上线

阿育吠陀文献中有完全相同的说法。我在世的时日无多，但是希望我们印度学院哪天能够派得出一位斯瓦米，来这里教大家学习阿育吠陀的经典。①

我告诉你一件事，我一直这么说，但是没人相信我。我从来就没有离开过这里。你相信吗？在每一个我到过的地方，我都这么说。不论哪一个地方的喜马拉雅瑜伽中心，德国、意大利、西班牙、韩国、新加坡，都一样，只要我造访过，我就从未离开过。因为我跟你们大家的联系是心灵的联结，跟那些按时规律静坐的人更是如此。其实，也不是我个人和你的联结，是我们传承和你的联结。

外人不明白，究竟什么是传承。传承的本质是那个同体心。当你在静坐时，你是和那个同体心连上线。那个心会用宁静来滋养你的心。你能吸收到多少，是依你当时的吸收能力，以及你对那份天恩愿意开放到什么程度而不同。这完全取决于你！你所要专注的、所要做的奉献，就是尽力开放自己，接受那个来自传承、那个流入你内在的同体心。当我们提到传承时，任何的个人不过是那个同体心的媒介，是个渠道，是个载体。这就是我们传承的精神所在。

你静坐时，在看顾你的，就是那个传承。所以我们一再强调，你要定时上座、定时上座、定时上座。那个心才找得到你。斯瓦米拉玛有个习惯，他会对人说："我一直打电话给你，可是你不接！"听者觉得奇怪，因为他的电话没响过，家人也没接到这样的电话。斯瓦米拉玛说的可不是那种电话。他说的、我们说的，是心灵的联结。我自己在静坐时，都是在为大家祈祷。在我的印象中，你们每一位都是以心灵的容貌出现，我见到的不是身体的容貌。而你是以心灵跟传承联结，这种联结即使在你离开现在的身体以后还会继续下去。这才是我

---

① 此时听众有人问，为何斯瓦米韦达不能继续留在美国执教，他略为沉默……

们和传承联结的意义所在。

这种联结不是那种在静坐中祈祷："斯瓦米吉，我跟先生闹翻了，不知道该怎么办，请帮我！"这叫作跟神讨价还价，完全不是静坐。如果你要祈求什么的话，就为他人祈祷，那么自然会有别人为你祈祷。

传承怎么和我们联结，是个非常重要又非常微妙的题目，不是用来做宣传广告的，甚至我们都不怎么公开谈论它。但是，有时候又必须讲出来，否则你就不能领略。那年，我在德国开刀动了三重动脉分流手术，手术结束后，我由麻醉中苏醒过来的第一件事，就是问："现在几点了？"因为我应承上师每天都要在固定时间静坐，而那时已经快要到我该上座的时间，我就立即把自己的身心准备好，准时开始静坐。事后医师告诉我，他们从来没见过有人可以如此一瞬间就完全脱离麻醉的影响。他们不知道，即使在麻醉中，我意识的另一个部分仍然能非常清楚地觉知到那股天恩之流已经开始了，而我早已惯于由一己的意志来改变意识状态。

我坐在病床上，身上仍然插着好几根管子，活像只章鱼！我对自己的心念说："没问题，反正我的心灵上面没有插管子，他们也没有在我心灵中注射任何麻药，没有什么大不了的。"所以我仍然能准时上座，仍然如常地为每一位祈祷。那可比这些插在身上的管子重要多了。

我把这一段讲出来，唯一的目的是让你知道，"没有借口"，你要做就做得到。你可不要说："啊，斯瓦米吉，我们可不是你！"每当有人对斯瓦米拉玛这么说时，他会很严厉地回答："不要把我当成是怪物！我一再说，我跟你一样是凡人，每个人都有这种能力。"那就是他要告诉我们的事，他不要大家把他当成什么转世圣人来拜。我们印度人习惯见到大师就拜，以头去碰触他的脚之类的。他完全不要我们来这一套崇拜，他唯一要的是我们能认真依照他的教导去做。他说："我要大家明白，凡是我能做到的，每个人都能做到。"

不过，我要承认，我还不能做到他那个地步。我曾经计算过，要做到斯瓦米拉玛那个境界，我还需要精进苦修两千年！很多人听到了可能会很泄气："那我们怎么办！"我告诉你，只要你真正发心，真有决心毅力的话，你会比我还早到达那个地步！当然，这完全没有把天机的因素算在内，如果天机对你开门，你只要两秒钟就到了。问题在你愿意敞开自己到什么程度，能把自己放下到什么程度。

第3讲　《恰拉卡集》的疗愈观

接下来，让我为你们简单谈些阿育吠陀的经典《恰拉卡集》（*Caraka Saṃhitā*）关于疾病和治疗的概念。阿育吠陀医学的主张是要达到"均衡""调和"。我曾经读过西方的医学界研究人在死亡过程中身体出现的变化，记得那个研究是定时抽取临死之人身上的汁液为样本来做分析。他们观察到，所取得样本中所有成分的计量，会突然出现巨大的摆荡，例如前一次抽取样本中血糖值升高，下一次又显著降低。前一次红细胞数目大升，下一次红细胞数目大跌之类的起伏现象。这种震荡起伏会不停地出现，每一种成分都如此，表示临死时身体完全失衡，是和健康状态对立的极端。

我们每一个人或多或少都会有所失衡……（译者按，录音到此处似乎未能连贯，部分授课内容可能被略去）心识存在于我们每一颗细胞之内。我们仍然要解决一个问题，究竟是身体先有事，然后心识才受到影响，还是事情先发生在心理层次，然后生理层次的身体才受影响。

例如"进化论"，因为它否认"玄之又玄，众妙之门"的先天之物的存在，所以进化论对于主张"创世论"的人是种威胁。但是如果你懂得"均衡"的话，就不会必然认为进化论和创世论是相矛盾的。这个话题也许跟这次讲座的主题没有直接关系，不过我的讲演向来是"文不对题"，大家对我总是非常容忍，所以请容许我"离题"。

如果你能将两个似乎是南辕北辙的理论，找到它们相互融合的地方，也就是找到它们是如何彼此互补的，打通就会形成完整的一个整体。

在阿米巴单体细胞之内的灵性，或者说神奇的"粒子"（我用这个词，是因为找不到更合适的哲学名词）要显示自己，展示他的力，由于这个意志，这个单体细胞就化成了两颗细胞。随后不断地继续分裂繁殖，开始形成具有某种特殊功能的器官，例如有"看"的需要，就形成眼睛。这个过程在现代科学理论认为是"进化"，而我们可以视为神力的示现，是神意欲有眼睛的功能，所以运用意志力由自身之内发展出眼睛的器官；运用意志力由自身之内发展出耳朵等等。这个过程是由灵的所在，也就是"真心"（Heart）[①]，造出一条通路接上感官，所以我们才有感觉作用。

---

① 在翻译成中文时，译者习惯将"mind"译为"心"，以涵括所有 mind 的意义（例如思想、感觉、情绪、记忆等）。此处大写的"Heart"，则是译为"真心"，以示区别。请读者留意。

讲到"真心"，它的梵文是"hṛdaya"①，其中"hṛ"的意思是"取出、取走"，而"da"则是"给予"，所以合起来的这个字就是"能取、能予的那个"。在传承中，"hṛdaya"可以有几种不同的意义。一是生理上的肉团心，心脏，它就是不停地在将血液"入、出，入、出，入、出"。另一个是"心的中心"，就是我们在静坐时常会提到的，一般为方便初学者起见，会说是在双乳之间心窝的位置，但其实它是没有时空位置可言的。

在密法中，与"hṛdaya"有关的另一个词是"hrada"，词义是"贮水池"。它就是灵的所在，是我们意志力、知觉力、创造（行动）力的所在。例如，有人可以即席作诗，灵感的来源就是这里。印度文明强调创作要能不靠外物才是真本事，我知道有些歌唱家写过四万首乃至更多首歌。十六世纪时的圣人诗人苏尔达萨（Sur Dasa）写了十万首歌来咏叹神，其中有六百首的主题是"爱的眼神"。

这就是不靠外物的创造力，不受外在影响，不论外在环境如何，不论你遇到怎样的挑战，不论和另一半如何不合。这些外在因素是你要克服的挑战。不是很干脆的离婚就算是克服。斯瓦米拉玛说，现代人只想到"更换"有问题的另一半，而不愿意去"修复"与另一半的关系。我不是说绝对不能离婚，我可不是采取原教主义式的立场。我的个人哲学中没有"绝不"这个字，连对人说"不"都不行。与人交谈沟通时，有两个字你要学会少用，一个是"我"，另一个是"不"。如果你非要对人使用"不"这个字，在说的时候要用最不带暴力的语气和口吻去说，以最不伤人的方式去说，要包裹着糖衣去说。

---

① 有可能在中国古代佛学中被译成"纥利陀耶"一词。

这是最容易、最容易改善你和家人关系的小秘诀。

调和三种生理瑕疵类型

讲回到阿育吠陀的"均衡"观，既然生病都是由于失衡引起的，那么健康的前提则是均衡。人的身体要舒适，就要能调和三种生理的瑕疵类型（doṣa）：风（vata）、热（pitta）、水（kapha）。这三个体质素很难完整翻译成其他文字，像"kapha"常被翻译成"痰"，就不是完全正确。这三种是人格体质的类型。

例如在谈论梦的时候（严格说来这并非出自阿育吠陀的典籍），有所谓由风引起的梦、由热引起的梦、由水引起的梦。比如你梦到自己会飞，并非一定是想逃避的心理因素所引起，很可能是身体的风失调的缘故。身体热失调的人，梦中会见到太阳、灯光、大火、红花、红宝石等等。水失调的人会梦见海洋、河流、水塘、鸟、天鹅、白花、星星、降雪等等。

我之所以谈到这些，是要提醒你，零零碎碎的片面观点无法带给你完整的见地，你学到某一个原理原则，要能够把它活用到许多其他方面上。在《恰拉卡集》中，除了三种体质类型，还提到一个比较少人知道的八种本质（sāra，即皮肤、血液、肉、脂肪、骨骼、骨髓、精液、心识），它们构成人的不同个性、习气，以及他们容易罹患什么样的疾病。这是另一种区分人的类型之方法。比如，属于皮肤本质比较显著的人，他的皮肤会比较细、平滑、不松弛，个性较随和、聪敏、开朗。我们要知道，每个人的类型可以有好几种不同的区分法，偏于任何一种，就不完整。这八种本质完全均衡的人，就可以算得上是个完善的人。

除了三种生理瑕疵类型（风、热、水），还有心理瑕疵类型，会引起心理失衡是由于三质性（guṇa，即悦性、动性、惰性）失衡。这又是另一个大题目，我们无法详谈。

"无疗"与医疗的关系

讲到生理的疾病，就牵涉到一个问题。当人生病时，究竟是由基因所引起的，是由细菌感染引起的，还是由你过往的行为引起的？学习心灵哲学的人应该知道，答案是："是。"我以前遇到无法定夺的难题时，曾跑去问斯瓦米拉玛："斯瓦米吉，我究竟应该选择这个，或是应该选择那个？"他拉长声音回答："是——的。"我想他大概没听清楚我的问题，所以鼓起勇气再问他一次。他还是回答："是——的。"然后严厉地说："好了，出去！"

他是给一个公案让你去参，自己去想该怎么跳出两难的局面。他的回答就是个问题，是你的人生哲学该问你自己的问题，为什么要给自己制造选项？你为什么不能在两个表面上似乎是对立的立场之间找到均衡？绝大多数的人都栽在这个地方！

阿育吠陀的经典对于人过往行为作用有非常详尽的论述，现代人认为基因所引起的疾病，在很多情况之下，不过是基因使得你有某种倾向，但是基因本身并不见得是主因，而是由于出现了其他因素，使基因变得有影响力。所以你的基因可能让你倾向于罹患糖尿病，但你并没有得糖尿病。也许你的基因倾向于罹患高血压，但你不一定会有高血压。不过，如果你因而忧心忡忡，担心自己未来会有高血压的问题，那你就真的会有高血压。因为你的心一直在念着这件事，那种心念就会引起压力。

问题来了，那么高血压究竟是因为自己一直在念着它，还是因为自己的基因本来就注定会得高血压？答案是"是——的"。

还有一个原理，见于比较少人知道的一个短语："你的过往会形成心智的惯性"（buddhir bhavati dādṛśi），就是心智会因而变得习惯性地采取某种行动模式、作出某种选择。为什么如此？当某种过去留存在潜意识（karmaśaya，识库）内的心印（saṃskāra），因为某种因素冒了上来，进入到你表层的意识中，它会触动你心中"动性"和"惰性"这两种质性，遮蔽了其他的可能性，使你看不见还有其他选项可行，所以你很自然地只看见某种特定的行为方式，所以就选了它。两年之后，你懊恼地叹道："唉，我的天，明明还有其他可行方式，我为什么偏要这么做！谁都知道应该避免，我却让自己深陷泥沼！"别人能看见这么做的后果，你却看不见，因为在那个时刻，被触动了的"动性"和"惰性"把你"悦性"的智光给蒙蔽了。

静坐可以让我们学会如何缓减"动性"和"惰性"的动力，使它们在那个时刻不会那么容易地把真实给遮住。当你在静坐时，就是在做"解除设定"的功夫。我们为你示范的一分钟静坐法，在一分钟之内不让任何干扰进来心中，结果就是将原本的设定放到暂停状态，那是你心境最清明的时刻。如果你功夫到了，能够轻易地进入那个境地，就在那个境地中看事情，你会做出完全不同的判断和结论。那你的决策就会非常不同。

你可能会问："那么是否我的过往所为就无法左右我？难道我可以不为过往所羁？"答案是？"是——的"。这也不是简单的"是"或"不是"可以回答的。不过，好消息是，也许可以。人的作为分三种：身体的作为、言语的作为、心念的作为。其中以心念所造的业最为强大，每一项行为最初都是由心念开始，然后才变为言语或行动。即使在法理学上也是讲心念，如果行为不是出于"故意"，就不构成犯罪，而是意外事件。假如你故意去撞另一辆车，即使是小小的擦撞，也是罪行。如果不是出于故意或过失，那就是意外，纵然损害非常严重，也不构成犯罪，是由保险的无过失理赔来处理。

比如说，有人希望用祈祷、静坐或持咒来治病。固然有些静坐是教人用观想或是用正面思考反馈等等方法来对治疾病，这都很好。只有一个问题，就是我们前面所说的"零零碎碎的片面观点只是种锯箭法"，没有考虑到整体的生活态度。我有癌症，我就坐着观想免疫细胞在对抗癌细胞，好细胞最后战胜了坏细胞。没错！这是种好的观想法。但是，有没有顾及用全面善的、美的心念，来针对性治疗自己一生累聚的恶的、丑的心念？"啊，我本来是个好人，过得很好，谁知道跟这个人结婚以后，就都不对了！"若有这类的想法就无法治好自己的病。

所以，我们要注意整体及全面。失调、失衡不仅仅是细胞内失衡，而是你总体心念、心态的失衡。在你不做治疗观想的其他时间里，你的心在干什么？你有没有故态复萌，仍然放纵恶的、丑的心念？假如是的话，那你还是在继续堆积病因。

祈祷持咒在阿育吠陀中称为"天疗"（daivatā）。另一类治疗则称为"医方"（yukti），以内服用药，外部用药物、按摩等手法为之。例如，在西药"胰岛素"还未引进之前，印度一贯以按摩来治疗糖尿病患者。这是用非常深力的按压来帮助身体消化吸收，可以延长患者的生命，但每天至少要做上两三小时。到今天，有些人不想完全依赖药物，仍然会使用这个疗法。

有人问我："那你为什么要注射胰岛素，为什么不用按摩疗法，为什么不用传统医学的药物？你应该要以身作则才对。"我告诉他，如果我以身作则的话，不出三天我就死了。为什么？采用这些疗法的人，一定要有闲不可，而我最缺乏的就是空闲时间。要空闲的话，我就不能继续挑起传承的担子，就不能写书、四处奔波讲学、为人解答疑难、为学院的运作募款、指导全球六十几个地方的分会、每天处理上百封电子邮件、接见访客，还要留时间给自己静坐。当然，我也可以多关心自己的身体，每天花两三小时在按摩上，我会非常乐意。我还希望有多余的时间去散步、去游泳。但是我做不到，上师交代给我的使命一日未了，就一日不能停下来。

心理的治疗更重要

我这一次出门为期六个月，要去许多地方，在好几个机场，我已经要仰仗轮椅行动。我离开印度的第一站是新加坡，刚到时我就必须坐轮椅，我几乎觉得这趟旅行无法走下去了，也做好进医院的准备。三天后，我又回到讲台上课，来听的人丝毫察觉不到我有任何异状。我还是熬过来了。

"医方"这一类的治疗分为三种主要方式，首先是内服药。第二是外在的手法，例如用发汗、排毒等疗法，帮身体清除某些东西。第三是用油敷、吸烟等方法，把某些东西加之于身体。吸烟！你很意外吧。古代医书有一整章是讲述吸烟疗法，列出多达三十二种所使用的草药和植物，做法是将草药卷在芦苇秆上，烘干之后抽去芦苇秆。这烟不能直接吸用，而是要摆在一个水烟壶中，烟是被水过滤后通过管子用嘴、用鼻子，乃至用身体其他孔窍吸食。"风""热""水"三种类型的人各有适合吸食的时辰。自从香烟被引进之后，这种水烟已经消失，到今天，这种疗法的专家可能都没有了。讲到这里，也许我应该拿这些东西去取得专利才对（一笑）。今天的人把古代的知识和技术都拿去登记为自己的专利，名利双收，实在令人感慨。

根据《恰拉卡集》，"神疗"和"医方"都是针对身体的治疗法，但是更重要的治疗法是心理的治疗，这也是我所喜欢的题目。它说，心理部分是经由知识、智慧、忍耐、专注、静坐等方法的治疗。它谈到"行为的作用"分两个部分，一个是过去行为的作用，一个是现在行为的作用。我们要用现在行为的作用来平衡过去行为的作用，可以冲淡它，也可以强化它。这一点，我们前面有提及。在另一个古代的梵文文献中告诉我们，"冲动不要强忍"，这是普通常识，像是需要咳嗽、排泄时不要强忍。可是，它又列出某些冲动需要训练自己学会强忍，例如：

· 逞匹夫之勇，从事超出自己能力范围的勇敢之举。

· 做犯戒之事。

· 由贪婪、悲伤、恐惧、愤怒、傲慢、无耻、嫉妒、执着等心态，所触发的行为。

· 蓄意伤害他人的行为。

· 使用严厉的言语、腔调。

· 转述不该转述的事情。

· 说不实的语言。

· 使用在当下情境不当使用的字眼。

· 使用身体做出任何会引起别人伤痛的行为。

· 放纵于不当的性行为。

· 偷盗。

它接着说，保持身、口、意之德，培养自己的心念和行为合乎"德行、资财、欲望"之规范的人，能累积善业，因而更容易将自己的身体导入均衡。

根据文献，这些"忍让"的功夫是疾病之解药，也是我在前面提到《瑜伽经》第一篇第二十八经中的"专注"（bhāvana）那个词，专注而在心中留下深刻印象，成为心印。那个词在《瑜伽经》中有两个用法，一个是用于"持诵"（japa），就是不断地重复持诵，将密语深深印入心中。另一个用到的地方是在第二篇第三十三经"培养对立观来对治"（prati-paksa-bhāvanam），当暴力之类的念头来到时，就要培养与它对立的心念，作意在一己之内生出与它相反的心念。比如，你对自己的先生很气恼，想等他回家后好好骂他一顿。当你觉察到自己有这样的念头，就要用一种相反的心念来对治这种愤怒。你要养成新的习惯，做一个新的设定，让新设定取代旧设定。我们应该要选定某些性格作为自己应该努力培养的目标。明白吗？关于这些医书的理论，就先谈到这里。

　　希望你能将这里所谈的道理好好消化，然后运用到日常生活中。但是，你可不要因此以后就不去看医师了，那样就是极端、失衡。平日无论你做出什么样的决定、做什么决策，都要衡量它的心灵价值，都要问是否有助于达成心灵的目标，而不是以有助于达成工作的升迁为目标。你会说："可是我的确需要升迁。"没错，你当然需要。如果你的心念够静，你的头脑自然会清醒，你办事的效率就高，升迁自然不难。效率不高，决策失误，往往是因为心境不够清澄，思路打结，心念一直纠缠在无关紧要的细节上，走了许多冤枉路，就是看不见捷径。

　　有时候只需要写三行就可以把事情交代清楚了，大家偏偏要写上三十行，反而写不出关键的三行。这都是心念不够清澄的缘故。所以我经常提醒大家，不要写十页的信给我，能把你的问题用一行字写出来，问题就已经解决一半了。这可以帮助训练你的心地保持清明。

所以你要养成习惯，经常自问："这是否有助于达成我心灵的目标？"是，就勇往直前。这会让你的内在有股健康舒适的感觉。原本同一个决策、同样的状况，可能会使你感到困苦难挨，现在会变得容易多了。

问：您前面说，心识存在于每一颗细胞之内，我不太明白，可否解释一下？

我们讲"心"的定义为何，就是在回答这个问题。我给的标准定义是，"心是一种特殊类型的力场"，就如同"气"也是种力场。而心是宇宙中最精细的力场，比"空间"还要精细。宇宙间的"同体心"在个体中起作用，就成为被区隔的心①。头脑是心作用的一个主要工具，但是心的力场遍布于整个身体。

瑜伽大师懂得如何运用那个力场，所以能做出种种令人惊异的事，例如停止心跳、让细胞再生。他能够为人治病，是因为他可以利用自己的力场去调整病人的力场，这就是他治病的本事。大师不会为每个人治病，只有他认为这个人此生或来生能为众生做些好事的，他才会出手。你希望大师帮你，就必须符合没有私心的前提。你想："但愿我的身体得到康复！"凭什么？世间有几十亿、几十亿个身体，来

---

① 例如一百个空瓶，因为受到瓶体的区隔而"似乎"有一百个不同的空间存在，让瓶内的空间各个自以为不同。

一旦瓶子碎灭，就只有一体的空间，不再有区隔的幻象。至于"同体心"如何在个体中作用，使得个体认为有个"自我"存在，是个根本无明的问题，例如镜子反映阳光，似乎本身在放光，而自以为是太阳。作者在《瑜伽经白话讲解》中屡屡提到，请读者自行参阅，于此不赘述。

了又走了，你的身体有何特别？那些法老王、帝王都躺在地下，充其量可以在金字塔里面占据一个最佳地理位置的房间！问题在于，你的心是否够资格承受好运？假如你确实能完全毫无私心地为他人做出贡献，那你就够资格。吉人自有天佑，这取决于你。

你可能读过有些濒死经验的报道，基督徒是见到基督，佛教徒是见到佛菩萨，印度教徒见到奎师那或罗摩，无神论者见到光。神佛告诉他们："你离世的时间还没到，回去人间。不过你的人生要做出改变，为别人做点事。"那是他们被送回来的条件。很多经历过濒死经验的人，在复苏之后就会改变，开始以无私的心态为他人服务。假如就因为病人是你的什么人，去求上师保佑，恐怕还是无法扭转结局的。

第4讲　持诵与疗愈祈福

每次在静坐结束时，我都会请大家在心中默想许愿回向："我不求个人得益，此坐若有些许功德，当全部献给无明苦痛之无尽众生，愿他们早日开悟，愿他们早日脱离苦痛。"这是我个人发的上等誓愿。

跟各位老实交代一件事，我从来不做自我治疗，无论生理的、心理的、情绪的都不做。我实在没有时间来练这些功夫。这次的主题是"静坐即是自我治疗"，这个题目定得很好，因为它很时髦、很吸引人。

我说个故事，在某个偏远的村庄来了一位云游的僧人，村民常常围聚在他身边听他开示。不久后，僧人发现其中一位村民非常虔诚，可是面露愁容，就问他有什么烦恼。这位村民对他说："大师，我每次来听课都非常欢喜，得到很大的好处。我有个兄弟是村子里的酒鬼，他再这样下去实在不行，我希望他也能来您这里听讲。只要他能听您讲一次课，哪怕就见您一次，对他就会有所帮助。可是他根本没兴趣，我拉不动他，真不知道该怎么办才是。"僧人对他说："这次时候差不多了，我该继续上路。不过，不要紧，我还会回来，下次来会记得为他做点事。"

过了一段时间，僧人回到村子。这次，他带着一块牌子挂在他住的茅屋外，上面写着："酒馆"。果然那位村中的酒鬼路过，看见牌子就走了进去，僧人和他四目相交，目的就达到了。我告诉你，如果你见到一位菩萨，只要他看你一眼，你就会醉上一辈子。

所以，这次讲座会选这个题目，是因为你们喜欢它。"自我治疗""自助疗法"，这个时代到处都是自我如何如何，所以这题目就是吸引你们前来的"酒馆"（众笑）。

对于我们已经发了上等誓愿的人，这个誓不是一段誓词，而是我们的基本心态。它已经成为我们生命的本质，少了它，我们就只是一具尸体。我没有时间去自我治疗，没有时间去问自己是否进步了，没有工夫去想我今天的情绪是否好过昨天、我感觉如何、我能否控制自己的愤怒。我连发脾气的时间都没有，没有时间可以浪费。但我会找时间去帮别人平息他的愤怒，让他不要再伤害自己。希望各位在静坐的人，都能够朝这个方向前进。

定题目是营销手段，我真希望不必如此。那，我为什么打坐呢？不是为了让我的心境能平和，我打坐其实都是在帮别人的心远离纷扰，找到平和。而在我讲课的日子，我的心会比独处的日子更为平和，因为有了动机的缘故，我的静坐会坐得更深。我要你们都有同样的动机。如果你是为了把平和带给世界，你的静坐就会更得力。你的

"世界"有多大或多小在所不问。那就是上等誓。

> 　　有个知名的寓言故事说，一只青蛙生在一头牛的足印所形成的水坑中，从来没有见过世面。
> 　　有一天，另一只住在海边的青蛙路过，它们互相打招呼。
> 　　水坑里的青蛙问："你从哪里来？"
> 　　另一只说："从大海那边来。"

> 　　"大海会比我这个地方大吗？"
> 　　"你这个小东西，你懂什么！大得多了！"
> 　　水坑的青蛙跳了一大步，说："会有这么大吗？"
> 　　"噢，大多了！"
> 　　水坑青蛙又多跳了好几大步，"难道有这么大？"
> 　　"唉，还要大得多！"
> 　　水坑青蛙再跳了几十步：另外一只蛙还是说海更大。
> 　　水坑青蛙坚定地说："你这骗子！那么大的地方根本不可能存在！"

　　所以，以我们的境界，觉悟圣人之心量也是不可能存在的。这就是我们的问题，这就是为什么我们不去求那个境地。我们处在足迹大小的水坑中，洋洋自得。

还有一个故事说，印度传统神话中，帝释天（Indra）是天帝，他是统领天界之帝。有一天，圣人那拉达（Nārada）造访天宫。那拉达也是音乐家，发明了印度的弦乐器维那琴（Vīṇa），他游戏于所有的世界之间，弹奏着神圣的维那琴，歌咏着神，向宇宙众生传播各地的消息。

　　帝释天对那拉达炫耀，说自己在往世做了极大功德，所以才转世为天帝。他问那拉达："你所到过的其他世界中，有哪一个能比得上这天界？"

　　那拉达轻松地回答："嗯，当然有。"

　　"什么！真的？谁的地方？"

　　那拉达就指着下面很遥远的一个地方，要帝释天专注地望过去，问："你见到那头在污泥坑中的猪吗？它的享受跟你相当。"

　　帝释天觉得难以置信。

　　那拉达说："如果你是一头猪，就会相信了。"他就以神力将帝释天变成泥坑中的一头猪，而猪当然会享受在泥坑中打滚。

　　随后，那拉达再将帝释天变回天帝，回到天宫，帝释天从此傲气尽失。所以对猪而言，泥涂就是天宫。

　　我们每一个人在圣人的眼中，不幸地都深陷于小小水坑中而不自觉。这些坑就是种种系缚，我们的身体、感受、思想就是坑，我们的名声、头衔也是坑，我们的习气、对事反应的模式是坑。无论我们怎么试，就是爬不出这些坑。纵然我们挣脱了某一种习气，它只是被所养成的另一种习气所取代，会带来相同程度的痛苦，坑还是坑，还是泥涂。

你一定要发心，立下誓愿，将自己从这些习气所设定的系缚之中解脱出来。到了某个地步，当你的心力变大，你会不再求自己的解脱，你唯一的动机将会是如何帮助他人得到解脱。正因为如此，你自己就得到解脱。正因为如此，你心量的限度会发生改变。正因为如此，你将会把福气带给自己。

有时遇到挫折，你不免会气馁。遇到阻逆，尤其是当无私地奉献仍然遭人误解乃至刻意曲解，此时如果我观察到自己的心态因而变得低沉，我会对自己说，这都是因为我的苦行、自我净化功夫还不够，所以才会发生这种状况。因此，别人遇到了会心灰意冷，我反而会提醒自己、鼓励自己。这是我唯一的自我治疗方式。

我就讲到此处。希望你们能反复思索消化其中的意义，把它应用在自己身上。但是逻辑推理是有一定限度的，到某个层次就无法完全依赖逻辑分析，一大堆问答也帮不到你。你不是忽地豁然明白，就是还不明白。如此而已。那个时刻来到，它"哒！"（斯瓦米韦达弹指）一下就通了，你心会神领："啊，原来如此，行了！"那个境地对你就变成了真实境地。在此之前本来觉得是真实的，现在反而变得不真实了。在此之前原本以为是幻想的境地，现在自己知道是真实无比。开悟就是这样子到来，是分阶段，逐个、逐个来到，逐步、逐步扩充。

结束前，我们做一次非常简单的静坐。你坐在原地，将觉知力拉回到自己这边来。

一旦你把心放开，身体自然就放松了。

等身体放松了，现在去感觉自己呼吸流动的情形。保持呼吸轻柔、缓慢、平顺。当呼气将要到尽头时，提醒自己注意，不要停顿，随即去觉知吸入下一口气，当吸气将要到尽头时，提醒自己注意，不要停顿，随即去觉知呼出下一口气。

在心中决意，接下来的一分钟不要有任何杂念，就只去感觉自己的呼吸。做出决意，开始……

（约一两分钟后）现在，不要打断呼吸的流动，继续保持如此的觉知，轻轻睁开你的眼睛。

在心中决意，自己每天会经常找机会如此静定片刻，重回此刻的心境状态，只要有一两分钟的空档，就如此练习。久了之后，你就能让自己的感官静下来，你对外界的干扰能越来越淡定处之。

好好享受这刻，祝福你。

第6课　为何他不能治好自己①

　　一九八〇年八月，斯瓦米拉玛的病情加重，身上所有的孔窍都在渗血，医师的诊断是操劳过度。当时他还在美国，就召集了几个弟子来到他身边，和他一起静默了一段日子，告诉我们："我的上师在呼唤我，我要走了。"于是他交办了后事，和大家说再见后，就只身飞回印度去见他的上师。同时，他命我将全家从美国搬到印度的瑞希克希城居住，要我从此在他所创建的道院中镇守。

　　他离开之后几个月音讯全无，我们都不知道是否会再见到他。记得我们一家预定在那一年的十二月十七日启程去印度，他在十六日忽然打电话来。我很兴奋地问他："您现在哪儿打这通电话？"他回答此刻人在中国香港。我问他身体的状况，他告诉我："孩子，我很好，但是我的上师刚刚圆寂了。天意注定，到了这个时候，我的上师、我、你三个人之中，有一个必须要走。我上师说，他自己的任务已经完

---

　　① 斯瓦米拉玛于一九九六年十一月十三日圆寂。二〇一二年，斯瓦米韦达写了一段短文，回答了很多人心中的一个疑问："斯瓦米拉玛神通广大，他曾经为许多弟子解除病痛，为什么最后不把自己医好？"以下是这篇短文摘译。

成，却还有十四年的阳寿未尽，而我还有未完成的使命，所以他就把那十四年转了给我。"

几个星期之后，我在德里见到他。他看起来非常健康，跟以前没什么两样。随后他就着手在尼泊尔兴建一所道院。道院完成之后，他立即回到瑞希克希，开始规划为喜马拉雅山区的民众兴建一个巨大的医院基地。

其间我暗暗地数日子。十四年过去了，他还在。我松了一口气。可是，他的身体又开始衰弱，也开始说："上师在召唤我了，这一次世界留不住我了。我的使命已尽，非走不可。"我们都见到他的身体承受了很大的痛苦，人日益消瘦，可是仍然站得笔直，丝毫不流露出伤悲的神情。他依旧启迪人心，领导医院进入最后阶段的建设。

大师跟凡人一样都会生病。近代扬名世界的大师斯瓦米辨喜难陀（SwamiVivekananda）死于糖尿病。伟大的圣人室利拉马纳马哈希（Sri Ramana Maharshi）死于癌症，而据说当医师想动手为他治疗时，他说："有这个身体才是我的大病，我正在利用这个小病来把身体给解决掉，它可是我要用到的工具，而你们却想替我消除这个小病。"

研究过大雁尊者拉玛奎师那大师（Paramahamsa Ramakrishna）的人，对瑜伽大师投塔普利（Totapuri）这个名字一定不陌生[1]。历史上

---

[1] 大雁尊者拉玛那奎师也是一位近代被尊奉的圣人，他是斯瓦米辨喜难陀的恩师。而在拉玛那奎师的传记中，特别提到一位谜样的行脚僧瑜伽大师投塔普利，是他从地上捡起一块碎玻璃，压入拉玛那奎师的眉心，拉玛奎师那当下悟入最高的不二境地。

许多瑜伽大师常常换名字，他也不例外。他最后为人所知的名字是投塔普利，在一九五八年舍弃肉身而去。据说，他一生都在默默地把别人的病痛移到自己身上，然后再把病给化掉，但是他并没有把从别人那里拿来的糖尿病给治好。人家问他为什么不能治好自己，他回答："等时候到了，我就必须离开这个身体，我把这最后一支箭留在自己的箭囊里，到那个时候用。"

喜马拉雅国际信托基金医院是在一九九二年奠基，到了一九九六年已经是一所设备完善的营运机构，其下附设的医学院和护专都是印度政府所认证的学校。斯瓦米拉玛身边不乏医疗团队，以及弟子们从世界各地为他请来的专科医师，可是一众名医对于他的病情却束手无策，连病因都无法达成共识。

我问他，为什么这些专家的诊断结果都不同。他不屑地说："没用的！"

早些时候，我曾经想安排一场火供仪式诵念《战胜死亡神咒》为他的健康祈福。他说："别人为我诵咒有什么用？这咒子还是我传出来的！"跟着他这么多年，我亲身体验他能将别人的病痛移到自己身上，也听过许多人述说同样的经历。但是为什么他却不肯为自己着想？我追问："可是您一生治好了许多人的病痛，为什么不把这个治病的本事用在自己身上？"他回答："在我们这个传承，是不许把这种本事用在自己身上的。"

我接着求他："那您把这本事传给我，我用来为您治病。"他轻笑道："那你所使用的还不是我自己的本事？同样不许。"

这是活生生地为我们上了一堂课，瑜伽大师所谓完全无私是什么意思。

他在世的最后几年，每天都在医院基地巡视，连圆寂当天也不例外。

终于，一九九六年十一月十三日，他舍身而去。

第7课　心灵解脱才是终极的医疗目的①

什么是瑜伽的医道？

帕坦迦利的《瑜伽经》第二篇第十五经②解释什么是"苦"。阐述《瑜伽经》最权威的毗亚萨（Vyasa）在解释这段经文时提到，医疗之道建立在四根梁柱③之上，就是：

1. 病（roga）。

---

① 本篇是根据斯瓦米韦达于二〇〇六年在美国加州接受国际瑜伽治疗师协会（International Association of Yoga Therapists）萨杜（Veronica Zador）女士的一篇专访纪录，经过整编后而成，原篇名为：《治疗即心灵解脱》（*Therapy as Spiritual Liberation*），原文载于国际喜马拉雅瑜伽禅修协会二〇一二年八月会讯月刊。

② 《瑜伽经》第二篇第十五经：pariṇāma-tāpa-sa skāra-duḥkair guṇa-vṛtti-virodhāc ca duḥkham eva sarvam vivekinaḥ（由于见及坏苦、苦苦、行苦，以及诸质性与作用之相彼此违逆之故，对于有明辨智慧者，一切都只是苦。）

③ 这个"四柱"的铺陈方式是印度古代哲学所特有的方法论，称为"catur-vyūha"，catur 是"四"，vyūha 是"排列、布阵"。佛陀最早宣扬的教诲"四圣谛"（苦、集、灭、道）就是采用同样的铺陈方式。

2. 病因（roga-hetu）。

3. 无病，健康（a-rogya）。

4. 治疗（bhaiṣajya）[①]：治疗之法，就是医者所使用以及病者所遵照的方法和手段。

所谓"瑜伽之学"（yoga-śastra，或者说瑜伽道）就是解脱道，也同样是建立于四根梁柱之上：

1.轮回（saṁsāra）：我们来到这个物质世界空间，像只蚂蚁攀附在转动的车轮上而下不来。

2.轮回之因（saṁsāra-hetu）：我们是如何来到这轮上，也就是世间轮回的起源和成因。

3.解脱（mokṣa）：由世间轮回解脱，得自在。

4.解脱道（mokṣa-upāya）：解脱的方法。

所谓的"医道"（cikitsā），就是解脱道的一部分，不能离解脱的诉求而单独存在。在梵文中，"医道"这个词的字面意义是"求知""格知"。要求知，就必须先承认自己不知，就像《卡塔奥义书》（Katha Upaniṣad）中的主人翁纳奇柯达（Naciketa）一样坦白承认（书中记载少年纳奇柯达向死神阎摩求教死亡之奥秘）。因此，瑜伽医道就是在求知解脱道。医疗的种种道理和方法，都是这个大前提之下的支流。如果医者和病者不是在求这个"知"，就不是医疗。

---

① "bhaiṣajya"也是"药"的意思，例如佛教中著名的"药师"佛就是"bhaiṣajya-guru"，而在药师咒中则译音为"鞞杀社"。

那么，知什么？是要知自己所有的层面。要知自己是：

1.阿特曼（ātman，本我），是神性之波。

2.质多（citta），是心地。

3.我执（ahamkāra），是对虚妄自我的执着。

4.心识（manas），是心的种种活动作用。

种种精微抽象元素：地、水、火、风、空，它们是以"识"的元素状态存在，因此也就是我们内在的心理、气、呼吸的状态。

种种粗大具体的元素，也就是和地、水、火、风、空等精微元素同名称而显相的元素。

所谓"识"的地、水、火、风、空等元素，不是可以那种被觉知到的外物，不是那种具体的，例如我们双脚所站立的大地的那种元素。它指的是那个由"识波"所形成的地、水、火、风、空，是"识波"留驻在不同脉轮中心而形成的五种形态：

1.在"底轮"（mūlādhāra）是土（地）。

2.在"生殖轮"（svādhiṣ hāna）是水。

3.在"脐轮"（maṇipūra）是火。

4.在"心轮"（anāhata）是风。

5.在"喉轮"（viśuddha）是空。

6.在各个心识中心则是心识（意）。

每一个脉轮中心都各自有不同数目的花瓣，能打开这些"识"的花瓣之人，就能掌握每一个脉轮中心个别所对应的地、水、火、风、空这五种精微元素，以及它们在外在世界所对应呈现出来的固体性、流动性、燥热性等等现象。我们在外在世界的种种个体及对象中所经验到的这五种元素，都是由这些"识"的层面所投射出来的幻象（māyā）。而在脉轮中，它们是以抽象、没有方所（具体位置）的"场"存在。所谓亲证这些"场"，也就说它们对于修行人而言已成为"真实"，修行人能掌握控制它们在外在世界所展现的具体、有方所的"场"。而经由向内触及这些抽象的"场"，修行人可以调校自己的心识、气、身体之状态，从而克服这五种"场"失调所导致的疾病。引起疾病的原因，是有形的元素无法从各自所对应的抽象元素那里得到养分，以及抽象元素无法在各自所对应的脉轮，经由气和心识，从"识"获取充足的能量。

因此，能知这些精微抽象的元素，以及精微抽象的感官知根，就能从这个"知"投射出具体的感官知根，这个投射就是从"识"所冒出来的星火。具体的感官知根，是我们接收外界刺激的渠道，而这些刺激来自于我们周遭的世界。具体的感官知根以及外在世界，其源头是外在的地、水、火、风、空五种物质状态。对这整个合成体系的求知欲，就是所谓的瑜伽医学，是解脱道的一个部分。

身体并不是我

脉轮中那个精微抽象、无方所、最具潜力的"识场"是一端，另一端则是我们粗大具体的感觉功能，能觉知具体的地、水、火、风、空。这两端之间是种种的中间状态。例如有种"呼吸节奏之学"（svara-śastra），就把呼吸由粗到细分为土呼吸、水呼吸、火呼吸、风呼吸、空呼吸。当今很多哈达瑜伽老师常教人做的闭气功夫（kumbhaka，或称为屏息），就属于最粗的土呼吸。而禅定瑜伽老师不必"教人"，他是用引领的方式，带弟子经历呼吸由粗变细的过程，到最后呼吸能细微到自发地融入空的境地。届时，左右鼻孔之气息合二为一，也就是中国道家所画的太极图中，白里的黑眼和黑里的白眼相互交融。

在没有到达这个境地之前，我们会以为自己完全是由这五大元素所构成的。因为我们对自己是持如此的认知，所以我们认知周遭世界，也只是以所对应的固体等等状态存在。

要知自己所有的层面，知这些"识的能量场"的种种状态，需要用到某些特殊的修炼功法，以及相关的咒语。若能成功修炼，就会懂得一切与健康有关的学问。在印度传统医学阿育吠陀的用语中，"健康"常常是用梵文"sva-stha"来表达。今天的印度语言还是使用这个字，意思是"安住于一己自主状态之人"。"自主"是拉丁文的"suum"，或等于梵文的"svam"，无法正确转译为英文，是"作为真正的自己、本然"的意思。但这个真正的自己并不是那个"ātman"（自性、本我）的自己。"安住于一己自主状态之人"是说此人已经知晓：

· 什么是健康。

· 什么是健康之源。

· 打通阻塞，让健康之源流动无阻。

· 如何在"识能量场"内，形成健康之源，并且巩固之。

因为精通对于"识"的修炼，就能明白相对应的种种元素和功能，有耗损的部分就能得以修复。但这并不是说瑜伽士从不会生病。当代大哲室利拉马纳马哈希（Ramana Maharshi）说，"有这个身体"就是种超级疾病，而身体是由五种元素所构成，这些元素自先天就已经开始在身体中互动，其所产生的化学反应是后天无法完全逆转的。但是，它的效应却可以有所减缓。更重要的是，一旦我身体的元素失调＝我生病的观念消失了，就不会再把身体认成真正的自己，"身体并不是我，是那个本我有个身体"。

前面说过，梵文"医道"（cikitsā）这个字有"求知欲"的意思，所以要先承认"我不懂"。医者和病者都需要坦承不懂，能坦白承认自己对于宇宙神圣真实的无知，这个谦卑情怀就是治疗的起步。

唯有放下我执我慢，一切治疗才能开始。

这个道理可以应用于许多不同的领域，我们可以据此想出各式各样的心理及生理的医疗手法，从身形矫正到咒语矫正都能适用。

真言治疗

我最爱读的世界文学作品之一，是拜火教琐罗亚斯德（Zarathustra或Zoroaster）传承的圣典《波斯古经》（*Avesta*）。拜火教徒在印度又称之为"波斯"（Parsees或Parsis）。这一部古典作品可以和印度的圣典《吠陀》相提并论，两者有非常密切的关系。

古经中有一段写道，"光之神"（Ahur Mazda）叫琐罗亚斯德在山洞中坐上十年，来守护神圣之火。琐罗亚斯德祈请太阳神现身，于是光之神来到，问琐罗亚斯德："你求什么？"琐罗亚斯德就像《卡塔奥义书》中的少年纳奇柯达一样，表示自己是在求知。光之神问他："你有了知又如何？"如同魔鬼对耶稣基督的试验，纳奇柯达以及佛陀也都受过这种试验。光之神说："我可以给你感官最高的享受，把大地所有的财富都给你，你何必非求知不可？"琐罗亚斯德拒绝了当财主，也不要当帝王。因此光之神就如其所愿，把他所追求的知识给了他。

《波斯古经》说，治疗可分三类：

1.动手术。

2.施以草药、植物、矿物。

3.使用真言。

依据拜火教义，宇宙中有七种正面的能量，称为"真言身"（mantra tanu），它们的身体就是真言。印度的传统也有类似说法，宇宙间有浑身是光的天神（devas），他们有两种身：光身和音身。根据咒语之学的介绍，神首先是以音声真言为身。

《波斯古经》说，三种治疗法中，真治疗要以咒语为之。

在梵文里，"真言"（mantra，曼陀罗）这个字的意义很广泛，它也有"秘密辅佐"的意思。国王的宰相叫作"曼陀利"（mantri），意思是保有真言之人。到今日，印度、马来西亚、印尼的总理（pradhāna）也叫作"摩诃曼陀利"（maha-mantris），意思是首席保有真言者。虽然在这些国家的语言里，部长是"曼陀利"，但我不知道这些部长中有几个人懂得真言，可是这个词是在报章和宪法中所使用的称呼。身为内阁阁员，本来应该是保有真言者，而总理是首席阁员，自然是首席保有真言者。古代的宰相是曼陀利，他是国王政经外交施政所咨询的对象，为了帮助强化施政，他就会给予真言。所以施政和真言也是不分的。古代讲治术的典籍里特别提到，真言不入"六耳"。真言若是入了六耳就破了，它只能存于传授咒语和领取真言师徒两人之间，只能入四耳，不能入六耳。凡是真言就必须秘传。

最高等级的医者是传递真言者。他不只被人咨询该如何做，还能把力量注入咨询之人。咨询之人就是病者，也可以说是门徒，因为病人即是门人。

请记住这一点，病人即是门人。两者之间没有区别。门人即是上师要治的病人。所以说，最高等级的医者是传递真言者。

到今日，有些人看了一些关于这种学问的书（当然比连书都不读的人好），就开始为人传递真言。可是在瑜伽的传承里，传递真言是个启引的过程。我的上师从不轻易授权他的弟子成为传递真言者。古代典籍写道：

> 看守它，保护它，因为它是你的宝藏。不要把真言传给爱嫉妒之人、不朴实正直之人、没学会自我控制之人。不要把真言传给此等人。

这就是为什么在印度，保有真言之人宁可让这门学问失传，也不肯传给心术不正的人。在古代，无论学习什么，从射艺到医术，弟子都要和上师在森林中隐居，同住在一个屋檐下多年。古代传授医道是要学习求知，今天传授阿育吠陀的方式是办个周末的工作坊，差异太大了。当然我还是要尊敬今日的老师们，总好过没有老师。阿育吠陀的典籍里特别强调一点：

> 如果医者不能净化自己，他就无法治好人。

对于医者，自我净化是心灵训练中不可或缺的一环。无论哪一类医科的医师，他常常都会自我质疑，为什么尽了最大的努力，病人还是死了，这对他是个谜。在阿育吠陀，特别是瑜伽医学的训练中，真正的临床训练必须包括学习谦逊。医者必须经常自问："为什么我的治疗方式无效？我应该要做什么样的自我净化？我在从事医疗时的心态是否高傲，认为是自己在治疗，自己无所不能，还是以无我的心态为之？"如果身为医者不能如此自省，不能如实自我净化，无论是阿育吠陀还是瑜伽医道都不会有效。不能谦逊就不能为医。

因为能无我，所以才能明白，解脱道和医道是息息相关的。最终极的医疗是让"门徒病人"或者"病人门徒"得到心灵的解脱。

第8课　给抑郁患者的建议①

　　忧郁是一种疾病，它有两个主要的成因：由生理激素（荷尔蒙）引起的，以及由心理因素引起的。这两者之间会相互影响，互为因果。只有专家才能诊断出某个患者是先受到哪个原因所影响，究竟是因为激素失调而引起的心理现象，还是因为长久以来所积累的心理因素所引起的激素失调。

　　患者需要进行详尽的医疗和心理检验。"我没事""我不需要看医师"之类拒绝承认的态度是很不智的。这种态度既危险又会加重病情。

　　患者要做的第一步是，不要自责，不要认为自己犯了什么错，不要认为自己背叛了哪位斯瓦米，背叛了你的父母、配偶或其他人。千万不要有这种心态。

　　第二步就是《薄伽梵歌》（X.6）的一段训文，也是我人生的座右

―――――――――

　　①　一位患有抑郁症的学生问斯瓦米韦达应如何对治，这是他给的建议。

铭，对我帮助很大：

uddhared ātmanānaṁ nātmānam avasādayet

ātmaiva hy ātmano bandhur ātmaiva ripur ātmanaḥ

以己力提升一己 莫容许一己消沉

一己之友唯在己 一己之敌亦唯己

或者，去好好研读斯瓦米拉玛的《薄伽梵歌：永恒的心理学》中关于这一章节的阐释。要经常从事有氧运动，例如疾步行走，跑步。就横着心去做，强迫自己和自己的意志对抗。

每天做三次"风箱式呼吸法"以及"急促缩腹式（或译为额头光亮、头颅清明）呼吸法"，就像是在遵从医师指示服药一样。但不要超过自己的限度，在还没有变成过度换气之前，就要停下来。

每天做三次"左右鼻孔交替呼吸法"，这有许多不同的练法。

上述的种种特殊呼吸法，请跟喜马拉雅瑜伽传承所培训出来的老师学习。时下有很多半生不熟的老师教导这些特殊呼吸法，但是他们却忽略了必须先教会学生：

（1）正确的坐姿；

（2）放松法；

（3）横膈膜式呼吸；

（4）练调息法时脊柱和颈部的姿势；

（5）合适的手印，然后才去练特殊呼吸法。

患有抑郁的人，不可以教他做深度的放松法，只可以练简单的"放松—紧张"法。

患有抑郁的人，静坐时绝对不宜久坐，每隔二三小时一次，不超过三至四分钟的简短静坐即可，坐时可配合数息或持咒。

忧郁是一种受到压抑的愤怒，你要让它发出来。我甚至曾经把某种特殊的咒语给特定的对象，帮他发怒！

这段时间，请你要避免独处的倾向，要尝试多跟别人欢聚，即使勉强自己这么做都是值得的。

忧郁的成因多半单纯是激素问题造成的，而不是心理问题。例如，众所周知妇女停经就是种暂时性的因素。生产时大量消耗激素，常会造成产后抑郁，是另一个例子。只有专家在做过彻底检查之后，才可以告诉你真正的病因。

以上所建议的几个方法，应该要经过精神科医师（而非心理医师）同意为之，尤其在医师开出治疗激素失调药方的情形下，更是如此。是的，我也是相信整体疗法之人，但是我仍然要规劝你听从现代医学。请务必接受我的规劝。

当你觉得自己的情况略为稳定下来，可以慢慢地停止服用药剂，继续做上述的心理和心灵修炼，但前提仍然是要在医师的同意和监督下为之。这些修炼是一辈子的事，不仅仅是抑郁的解药，对增强自己心理整体的坚韧度也有助益。

第9课 浅谈以瑜伽帮助术后康复

瑜伽以及其他相关联的传承观点都主张，我们的肉身（粗身）是以精微身（细身）作为模子，所灌铸成形的。

请容我在此重复一个我已经讲了很多次的比喻，假如你将一张纸放在一块磁铁上，在纸上撒一些铁屑粉，铁屑粉会自动依照纸下磁铁的磁力线场之分布而成形。同样的道理，我们的肉身也是依照精微身的力场分布形态而成形。磁铁的磁场分布有所改变，就会改变铁屑粉的分布形态，而改变铁屑粉的分布形态则不会影响到磁场的分布。不过，形成我们整体人格体系的各个层次，例如灵的层次、心念层次、气的层次、呼吸层次、身体层次，是彼此交互牵连的，它们的联结非常紧密，以至于常常无法区隔开来。一个层次的变化，可能会、也可能不会引起其他层次的变化。

虽然上述观念并没有影响到现代医学，但是现代医学大致同意一个理论，就是我们整个身体的结构形态都已经深深刻印在自己的心脑综合体中，而且就连是脑的哪一个部分在负责保管这个结构形态，都已经被找到。这个理论被用来解释所谓的"幻影肢体"现象，就是病人在截肢手术之后，依然能在被截除肢体的所在感觉到痛楚。

我个人的看法是，原本肢体被截除就如同是改变了铁屑粉的分布。而"幻影肢体"还能感觉到痛楚，是因为原本的力场还在，即使已经没有神经联结，心脑仍然能体验到力场。感受并不是留存在神经里，而是留存在刻印于心脑中的结构形态里。

本文所做的建议，目的仅在为从事医疗的人士提供些许参考方向。

没有人能完全睡着

我们知道人在经历各种重大创伤时，会进入休克状态，而一般认为休克是综合了许多生理反应所引起的。因此，即使是在完全麻醉的状态下，病人在手术中也有可能进入休克。这种休克既是生理的，也是心理。

在此我们要提及，瑜伽对于睡眠和昏迷状态，以及对于因麻醉而引起的失去知觉现象的认识。第八世纪的大哲商羯罗阿阇梨为吠檀多的经典之一《梵经》（*Brahma Sūtras*）所写释论，在解释"昏厥乃半结合，仅余此理"[①]（*mugdhe'rddha-sampattiḥ pariśeṣat*）这句经文中，对这些状态和现象有所论述，限于篇幅，此处无法探讨经文。

从来没有人能完全睡着，没有人能完全昏迷，即使在麻醉效应下也不可能完全无知觉。醒来、睡眠，或是昏厥，或是被麻醉的状态，只会发生在表层心识，不是整个心都进入这些状态。心的其他部分，

———————————

① 常人的意识只有醒、梦、眠三种状态，商羯罗阿阇梨在阐释本句经时，一一驳斥昏厥是属于这三种状态，但也不是另一种状态，而是属于"半结合"，半属深睡半属死亡，只有这个理才说得通。

例如，能观的心，是整体心识之所在，仍然在作用中。我以前举过很多类型的例子，证明心并没有完全睡着：

假如完全睡着了，怎么会听见别人叫你的名字？是谁听见的？

即使睡着了，感到冷时会自觉地拉被子盖。是谁在保持警觉身体的冷或热？

孩子睡觉时会滚落到床下，长大了就不会。当我们睡到床沿时，是谁告诉我们不要翻到床外，该向里面挪动？

至于昏迷不醒的植物人，我们已知如果有人出于爱意将手放在病人额头，他的血压就会降低。

至于接受麻醉的人，这情形好像是进入隧道，无论你带着什么东西进入隧道，你出隧道时也会带着同样的东西出来。例如，有人在开始麻醉时忆持着咒语，当麻醉药力退除时，他会继续忆持同一个咒语。有时候，麻醉师要确定病人完全被麻醉，会要求他由一、二、三……一直数下去，慢慢地，病人的声音越来越小，直到停止数了，就完全进入麻醉。可是当他从麻醉中醒来，往往会从刚才没数完的地方继续数下去。所以，这里面一定有个什么其他的东西在保持运作。这些都还需要继续探索，还需要周密的研究，也许可以把标题定为："麻醉时心识种种层次的面貌"。此时，能观的心还是继续在观、在体验，只不过是和神经与脑的联系处于暂停状态。

休克效应是一种失衡

还有一个原理，在印度传统医学的阿育吠陀中特别讲究：当身体某个地方出现"失衡"，整个系统都会失去平衡。这可以视为阿育吠陀对为什么休克能够致命的解释。很多病人在手术过程中死亡，很有可能并非因为手术本身失误所导致，而是由于他的潜意识引起身心休克。即使没有当场死亡，那个会引起休克的因素仍然没有消失。休克效应必须被视为、被定义为一种失衡。

每当身体系统内任何一部分处于失衡状态时，局部的失衡不会是孤立的事件，因为身体的所有系统都是息息相关的，所以其他部分也会出现不同程度的失衡。以下是失衡现象的部分清单：

·心识、心念、脑、气、呼吸、身体，可能是其中任何两个，或者全部，无法彼此联结协调运作。

·脑的不同部位可能失去协调，不能平衡运作。

·各种不同激素系统，脑液、脊髓液、下丘脑、脑下垂体、松果体、甲状腺、副甲状腺，以及其他激素的失衡。

·胸、心脏、心肺系统失衡，不能协调运作。

·消化系统，包括肝脏、胰脏的功能在内，出现部分或全体、暂时或永久的衰竭；比较轻微的失衡现象会表现在食欲减退，消化力、排泄功能变弱。

·制造血液各种成分的作用受损，或者血液的成分失衡。

·吸收营养（特别是微营养）的作用被打乱。

·排废的作用，例如死细胞、废气等，经由呼吸、淋巴、肠道、尿液、子宫壁膜脱落等无法正常运作。

·病患身边的人觉得他的性情改变，但不明白这可能是由于不舒服、激素失衡等因素所引起的暂时改变。由于没有宽容对待，导致病患的性情加剧改变。

·不正常的体重增加或减轻。

·内部的器官、外部的四肢（肌肉和关节）变形。

·抵抗力系统失衡。

·非生理原因的疼痛，包括胃痛、腹痛、种种头痛；它们并非是想象出来，而是神经和脑系统失衡的产物。

　·诱发的睡眠失调。

　·梦境的形态令人不安。

　·依据阿育吠陀的说法，悦性（sattva）、动性（rajas）、惰性（tamas）在它们所作用的风（vāta）、热（pitta）、水（kapha）这三种类型中失衡，而引起局部的丧失道德意识，进一步引起心理的失衡。

　　以上所有的失衡现象，无论是单一的，还是好几种现象同时发作，都可能引起心理的病症。例如，激素失衡可能导致忧郁、愤怒、自我毁灭的行为倾向，像是丧失自我控制能力，或是觉得自我形象恶劣。

　　所有现象，乃至任何单项，都可能会以不同方式减缓病人康复的过程。

　　这些只是部分的清单，从这些类别中还会衍生出各式各样的变化，它们都属于休克效应症状的一个部分，而且可能会引起更严重的并发症，甚至在体内引起新的疾病，更不用说会造成死亡。而一般仅认为死亡是由于某种生理功能衰竭所导致，而不认为死亡是由于整体人格系统出现功能错乱形成休克所导致。

　　我们建议，有智慧的病人自身应该要能辨认出休克效应的症状，使用从瑜伽的功夫中学到的自我训练，来减低休克效应的力道和影响。

　　病人的亲友可以用下面的方法帮助病人：

　·以音声、触摸、关怀来缓和他的感受。

　·提供自家烹调养分均衡的食物，在病人没有胃口时，要用爱意劝他进食。

　·自行或雇请专业人员为病人按摩。

·祷告。可以劝病人自行为之，或由亲友在病人身旁或其他地点，请祭师、牧师、法师，或个性和谐庄严之人为之。考虑在祈祷时顺带做火供或其他祭祀（针对不同的失衡现象，会有不同的特别祈祷文及特定的祭祀法）。

·播放柔和的音乐，诵念美丽的诗文。

·提供机会，并用睡眠、静坐及持咒（坐着躺着都可以）、瑜伽睡眠的呼吸法等方式，让病人得到足够的休息。

·让病人阅读启发人心的读物。

·在病人附近摆放启发人心的图像（而不是播放扰人的电视节目）。

·访客和照顾之人的肢体和面容都要放松，不要摆出紧张的姿势。

·态度要愉悦，不要将问题和冲突带到病人周遭。

·医师不要以为术后的休克效应只不过是轻微和暂时的现象，应该要严肃对待。

手术后遗留的心理问题

我个人毫不怀疑手术后必定会遗留下某些复杂的心理问题。我很清楚那些是什么样的问题，此处碍于篇幅而不详述。无论如何，对这里提出的建议进行有系统的大量研究，是非常必要的。

我举一个例证。有一部神圣的经典叫《圣母七百颂》（Durgā Saptaśatī），是我们修行中人每天都要背诵的。它总共有七百句颂祷文。刚开始时，我每次都要花上四十五分钟，才能把全部七百句背诵完。慢慢地，当我的静坐变得更深沉，就只需要二十五分钟即可背完，有时候甚至可以快到十七分半。到这个地步，它不再是背诵，而变成是在更深沉、更细微、更高频率心识中的一种忆持。

可是当我做完心导管手术后，立即发现自己心念的速度变慢了，我做这种忆持层面的心念频率变低了。在做完手术后的十多年，我很努力试着恢复十七分半的忆持速度，但从来没有能够快过二十三分。我坚信是因为那次手术影响了我某种气的形态，后遗症是心念的频率变慢。

很多人在术后都报称会出现某些不寻常的现象。有位病人报称在做过脑部手术之后常感到晕眩，就问我是否手术不是百分之百成功的缘故。她提出这个问题，所以我写这篇短文顺便回答她。我的看法是，由于脑部动手术，动手术的部位或是脑的其他某个部位因而受到损伤，它的功能会被脑的另一个部位所取代，这就需要时间让脑的各个部位重新建立彼此的协调关系。我认为她术后的晕眩，很可能是因为脑的不同部位不能够适应协调而引起的。当心理和生理的休克效应消除之后，应该可以重新建立协调性，这个不适的现象就会停止。

此处我所希望传达的信息是，手术中对生理系统和心理系统都会造成休克效应，我们至今对这种休克效应的性质还没能全盘了解。我建议组一个跨界的研究团队，仔细设计研究方法，进行深度的调查。希望从此大家能重视术后的种种不适反应，不会再轻忽地说："这只是你的心理作用罢了，不要紧。"反而会积极采取行动，重新把病者被手术扰乱的系统带回协调和"均衡"（sāmya）的状态。

为了要让整个身心人格重新建立均衡，种种瑜伽的修炼法就非常有必要。这些修炼法到今日几乎是众所周知的：均衡养分，从事静默，静坐，调息（例如左右鼻孔交替呼吸法），以及体位法。不过，不同的手术会引起不同的术后休克效应，所以必须使用不同的功法，这就要由熟知放松法、静坐法、瑜伽睡眠法的瑜伽专家来指导，才能获得更好的效果。

这里再简单谈一下比较细微层次的瑜伽治疗。

要治疗某个器官，并不是光把注意力集中在那个器官就可以达成。关键往往藏在别处。例如，要对治暴食的失调现象，关键是在喉轮。要对治便秘可以由观想进入心穴密室而得到改善，而不是将注意力集中于结肠或其他肠道部分。

同样地，不同的治疗需要用到不同的咒语。例如，有种将咒语遍及全身的"流布法"（vyāpaka），它可以再细分为许多不同的方法。只有受过"微系统"瑜伽治疗之人，才会有足够的知识来正确运用这些方法。

设计这个研究计划必须要注意的是，属于控制组的受测者不单要运用瑜伽，还要分别运用不同的瑜伽系统方法，尤其要有人运用"微系统"。

目前而言，如果有人觉得自己有术后症候群，而医师无法或不愿解释成因，就应该寻求合适的瑜伽老师，指导习练更细微的呼吸，以及更细微的静坐。这有必要写一本详细的瑜伽医学教科书，开列出针对什么样的休克效应症状，要运用到哪几种瑜伽和静坐法来对治。这将会为整体医疗研究开启全新的一页。

第三部

瑜伽修行的实践和应用

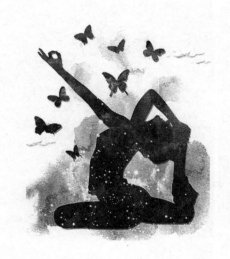

如何将修行应用于一己的

家庭方面、人际关系方面

乃至于众人的

企业经营和追求社会的和谐

虔敬而无比感恩地

归伏于

通达自我控制

的喜马拉雅瑜伽大师

斯瓦米拉玛

跟前

他使我面对自己许多黑暗的角落

并且照亮和平服它们

愿他不灭的足迹

继续引领我们全体

斯瓦米韦达·帕若堤

第10课 时时保持一己心灵的平静

静坐就是一种自我管理之道。

这里所提出的种种建议，目的是在为任何的团体营造出和谐的气氛。

这世界上的"不温厚"已经到了泛滥的程度，处处尽是在展现自尊和自大。我们口中不停地说着要善待弱势阶层，但只不过是基于怜悯心理罢了。我们在善待"低下阶层"，善待穷困阶级，善待儿童，善待"职工"，善待不同国籍、宗教、肤色、文化、语言的人同时，也以为这些弱势阶层的人就应该对我们展现出谦顺的态度。若是哪一天他们不肯顺从，我们就会妄自尊大地压抑反抗者，因为我们自以为是"优越阶级"！

我们高声怒吼反对核子战争的口号，却不能在日常生活中平息自己的愤怒心。请问，如果我们连一己的心灵都不能保持平静，要如何防止战争？

同时，我们总是否认自己的暴力、不温厚、严厉、嗔心、自尊、自大。如果有人说："你不够温厚。"我们会即刻防卫自己脱口说出：

"什么？我一向是个温厚的人！我一向谦恭自抑！你的批评有失公允！"等等。

真正的瑜伽导师能令我们敢于面对自己内在的"恶魔"，进而助我们驱魔。

本书敬邀读者时时：

· 自我观照

· 自我省察

· 自我净化

· 自我静化

请务必接受邀约。

如果你是担任所谓"管理""领导"的职务，请牢牢记住：你不是在从事管理或行政工作。你是在从事自我静化和自我净化的瑜伽修行，以自我完善为最终极目标。所谓的"管理"和"行政"的行为，都是踏上这条修行之道上的步伐而已。

本书所建议的种种方式，在应用于现代社会的工作中或是待人接物时，是否会显得不够实际？

大事不是一天能够成就的。

要改变，就要开始着手去做，纵然改变的速度慢如蜗牛也在所不计。

我们在日常生活中待人接物、在职场工作时，不要表露自己是在做瑜伽的修行。同样地，本书所建议的种种原则，也要慢慢地应用于外在的世界，你要仔细省察它们在什么状况下能为他人所接受，避免引起他人过分的抗拒。

一旦你开始实验，它给你职场中的"员工"、家庭中成员所带来的正面效应，就会不断地让你感到惊异。

不幸的是，即使在我的心灵大家庭中，每天居然还是会见到严厉、不温厚、傲慢、对立的态度，这让我感到伤心和悲痛。另一方面，我们却读到前联合国秘书长安南（Kofi Annan）一段发人深省的谈话。他可是必须要在极度现实的环境下，为错综复杂的国际冲突解决问题之人。他说：

> 有时候，想让人家听你的，你不一定要和别人斗。你不用靠跟人斗来改变别人的想法，或者让别人同意你的看法。真的，没这个必要。
>
> ——英国伦敦《卫报》二○一二年十月一日第六至八页
>
> 专访文

这番言论是出自一位地位如此崇高的人士，他如果不是极端务实的话，就不可能登上那么高的职位。有一次，我出席联合国的世界瑜伽领袖会议，在议事大厅中亲身聆听他对大会的致辞，他内在那股从非洲传统心灵价值得来的静逸和安稳，给我留下极为深刻的印象。

安南的言论，与我自己平日所做的实验，以及我在区区一己的圈子中与人沟通所得到的结果，是不谋而合的。

本书所建议的种种原则都是非常实际的，可以轻易地应用在个人的家庭生活中，应用在和朋友交往上，更可以实践在企业和社会的事务上。请大家倾全力去实践应用。

我祝大家能成功地达到

citta-pra-śamanam, citta-pra-sādanam
内心静逸，内心愉悦。

第11课 从瑜伽观点出发的治道

在公元前四世纪时，印度就已经是一个帝国，规模跟好几个世纪之后才出现的罗马帝国不相上下。当时印度帝国的皇帝名为"羌德拉笈多"（Candragupta），他声名远播，连希腊人都知道远方有这一位贤君，称他为"Sandrogottos"。笈多皇帝的宰相名为"恰那吉雅"（Cāṇakya），他依照婆罗门哲人的传统，住在一间小茅屋中。每次皇帝要咨询这位亦师亦臣者时，就得亲自登门求教，在距宰相住所还有几里之遥的地方，皇帝就下车，徒步前往宰相的茅屋，以示尊重。

这位宰相的主要著作是《治道论》（artha-śastra），这是一本治世之学的经典著作。

这部书的附篇题为《恰那吉雅箴言》，列有五百七十一条治世的精要箴言。头几条箴言是：

· 安乐之本在于"德"（dharma）。

·（立）德之本在于"治"（artha）。

· 治世之本在于领导统御。

· 领导统御之本在于能征服感官。

· 征服感官之本在于能"虚心自律"（vinaya）。

· 虚心自律之本在于能事奉长者。

· 能事奉长者，才能有"实证知识"（vi-jñāna）。

· 愿君子以实证知识来圆满自我、充实自我。

· 能培养自我、充实自我之人，乃能征服自我之人。

· 已经能征服自我之人，其所祈求、所追寻者，均得以成就。

梵文"artha"（治）这个字，包含了世间一切能够资以维持生计的事物和手段，因此它既是政治又是经济，此两者在古印度的治世之学中是不可分家的。

不过，我们可以从上面所引用的箴言看出来，要有成就，核心在于能征服感官、自我控制，在于能经由事奉智者、长者，而培养出谦逊、自律的心态。

我们可以用这个教诲来检验现代的治世手段，看看它在哪些地方没有依循古代的理念。如何运用古代的理念，来解决现代世界的商业和政治问题，是一个大题目，可以写成好几部长篇论文。我们究竟做到多少自我控制和征服感官，以及在长者、智者面前展现谦逊和自律，来训练自己，以有所成就？在我们经营生意时，究竟用了多少实证知识来作为指导原则？

"实证知识"是什么意思？在《薄伽梵歌》之类的典籍中，"实证知识"（vi-jñāna）这个名词常常和"单纯知识"（jñāna）同时出现。伟大的商羯罗阿阇梨说，两者的区别在于，单纯知识是理论和文字上的知识，而实证知识则是自己亲身体验得来的知识。不过，此处所说的"实证"，并不是指我们从日常生活中得来的那种经验，而是指能够开启我们直觉功能的那种冥想经验。

这就和瑜伽及禅定有关了。

若没有禅定的功夫，就不可能学会做到控制自我，不可能征服自己的感官。

若没有禅定的功夫，也不可能自我收敛，也就不可能真正做到虚心。禅定能让人明白，因为长者有直觉的智慧，所以值得尊敬。然后，禅定才能让人找到进入自己内在智慧的门径。

我们一方面说要征服感官、要谦逊、要有直觉智慧，可是一般观点认为从事世间的商业活动必须要靠掠夺、竞争、主动的手才能求胜，这之间是否有矛盾？依照古人的智慧，成功不是非得采用掠夺性的手法不可。

印度古代有位蒙兀儿帝国的君主名叫阿克巴（Akbar），他有位聪明的大臣名叫毕儿博（Birbal）。国王最喜欢他，所有的大臣都很嫉妒。他们问国王为什么如此偏心？他有什么地方比我们好？国王答应会找个日子答复这个问题。

有天早上，所有的大臣都上朝了，国王就给大家出了个题目。他在一块板子上画了一条线，要大家"把这条线变短"。这么简单的事当然难不倒众人，大家竞相拥到板子前，其中一人把那条线擦掉一部分。

国王说："不行，不行。我要你把这条线变短，但条件是你不可以动到它！"这下可成为难题了，没有人可以解决。

国王最后转向毕儿博，要他上来"把我的线变短，但是又不可以动到它"。毕儿博一话不说，拿起笔，上前在板子上画了一条更长的平行线。

——————国王画的线

————————————毕儿博画的线

他禀报："陛下，现在您的线变短了。"

这可不是在和别人的线争长短，只是把注意力深深地集中于自己的内在，不用去理会别人有什么成就，只要尽自己一切努力把手边的工作做好。如果能够完全自我控制，掌握自己的感官和情绪，完全虚心积极地作为，向有智慧的人学习，这样的人当然能够"不争而功成"。

针对这个题目，我们还可以继续发挥下去，但是那要另外写一本书才够。这里我们要回答，究竟该用什么样的禅定法来完善自己，然后能成功地引导自己走上前面所建议的治世之道。

喜马拉雅瑜伽静坐法

禅定静坐的法门有很多种，应该选择哪一种？我们所提议、所教导的是喜马拉雅瑜伽的静坐法。

喜马拉雅瑜伽的静坐法，涵括了所有正派的禅定静坐法门，所有主流的静坐法门都是整个喜马拉雅瑜伽静坐体系中的一个单元。例如，"内观"（vipassanā）禅修法门，教人在开始时把注意力集中在气息的流动和对身体的觉知上，但是没有使用咒语来凝聚心念。超绝静坐（Transcendental Meditation）则是只用咒语而不讲究觉知呼吸。佛教禅门静坐则是用某些手法来对治妄念。喜马拉雅瑜伽的静坐法，除了用到所有这些法门之外，还有更多的法门，是更为全面的。在我们这个传承所调教出来的人，必须要学会每一种法门该用在什么地方，以及它在整体架构之下是处于哪个环节。

在此，要请读者参阅本文作者所写的两本小册子①：《静坐初步》

---

① 已收集在《夜行的鸟》一书中。

《喜马拉雅瑜伽传承的禅修静坐》，里面对于喜马拉雅瑜伽基本的静坐法门有完整的介绍。相信你读过之后，就能明白这两个小册已经囊括了所有主要的静坐法门。我们传承的优点是，受过完整训练的教师也会熟悉许多其他的静坐法门。教师在一开始教导静坐时，就可以针对学生个人具体的情况需要什么样特殊的法门而施教。例如，若是一位情绪方面需要加强的人，就会教他把注意力放在心窝部位，而若是位偏理性思考的人，就有可能要他集中在眉心部位。

我们甚至可以很放心地说，大多数的静坐法门都是从这个传承的体系所衍生的。这衍生出来的，有可能是属于某一个完整体系的一支特别法门，例如大家熟悉的少林寺，它就是天竺僧人把静坐法门带到中国时的落脚之处。

"禅定"这个名词，最早在印度远古的吠陀时代（一说是公元前两千年）是称为"殿亚那"（dhyāna）。佛陀把这个梵文字用百利文（Pāli）发音就成了"将那"（jhāna），传到中国就成了"禅那"①。禅宗又从中国传入了高丽，也传到日本，日文的发音是"zen"。无论名称如何，他们的禅定法门在喜马拉雅瑜伽传承中都有，但是此传承里有静坐禅定法门，在其他法门就不一定有。

谁是喜马拉雅瑜伽传承的开山祖师，这在历史上无可考证。可是，过去四千年却留下了许多大师的名号。一般外界人士对此不会感兴趣，所以本文就不一一列出，但这已经足以标志出这个传承悠久的历史和师徒相传的灵性法脉。印度的《大森林奥义书》被现代的西

---

① "禅那"一词是译音而来固然毫无疑问，但是否为百利文"jhāna"之传译，则不无斟酌余地。

方学者推论是公元前十四世纪的作品，那本书一一列举了著书之前六十九代先师的姓名，由谁传给谁，交代得很清楚。这个法脉一直到今日仍然延续不绝。这么多世纪以来，尽管传承里孕育出一些独特的门径，给它们冠上不同的名称，也自行开展出各自的义理和教法，可是那股主流仍然持续滋润着各个分支宗派，也因应时代所需，滋润着每一个新崛起的文明。它会使用每个时代当令文化的语言和词汇来教学。因为它是放诸四海而皆准的，所以能历久不衰。

以喜马拉雅瑜伽禅定法门中最古老的"呼吸觉知"为例，它正是藏传大乘佛教禅定的基本功夫，也为中国和日本的禅宗所采用，至于内观和其他南传上座部佛教也不例外。它也是苏菲密教所称之为"Zikr"的功法，更是基督教静坐传承称之为"静止法"（hesychia）的静心和心祷的功法。

前面说过，本传承的教师秉承过去至少五十个世纪以来所累计的经验和心得，足以引导任何宗教、文化、静坐法门的学生。

若学生曾经跟随其他法门练过静坐，喜马拉雅瑜伽传承的老师会知道该如何将学生原本修炼的法门融入此传承的修炼方法。教导静坐的人最要紧的，就是不要给学生的心中制造冲突，要能够将外表看似不同的两种法门调和成为一种。

保持对呼吸的觉知

我说这些，和前面所引用的《恰那吉雅箴言》有什么关联？

喜马拉雅禅定瑜伽传承能够对人格的所有构成面产生作用，也就是：

· 对人格内在构成面的身、心、灵、气，以及它们彼此交互的作用。

·对由许多人格组成的人伦关系，例如家庭、社会、国家和它们交互形成的或大或小的社会单位，以及它们之间的交互作用，例如政治和经济。

静坐禅定能改变人心对世界的看法以及应对世界的方式。例如，依照我们的传承，初学静坐之人有两个必须要练会的：

1.保持对呼吸的觉知，以排除不稳定的心态和负面情绪。

2.呼吸觉知的同时，保持某一个字或音声于心念之流中，以排除散乱的念头。

第一项要练会的"保持呼吸的觉知"，可以帮助人以更正面的心态来看待世界，看待自己的配偶、职场同仁，乃至于其他国家。要是能这么做，就能引起别人的正面回应，因此婚姻生活或是谈起生意来就更平顺。久而久之，由于不断地自我观照的功夫纯熟了，人就会有吸引力，别人待他也自然会更为友善、更为有利。

我们认为，这种态度可以帮助任何事业依照以下的原则，来制定自己的企业理念或是机构文化。用古代原始的术语来说，这些原则就是：

·非暴力（ahiṁsā）。

·慈爱（maitrī，南传佛教则称之为metta）、和善地对待所有众生。具体原则为：

——同悲（karuṇā）：同情心，视他人的不幸有如自己的遭遇，并且以这个态度去协助他人。

——同喜（muditā）：欢喜见到别人的德行增长（例如培养出以正面的心态来取代负面心态）。

——宽容（upekṣā）：不在意别人的缺点和过失，因而鼓励他们发掘自己的人品、能力、才华有何优点。

至于第二项要练的"在觉知呼吸的同时，保持某一个词语的念头于心中"，能帮助我们集中心力，不只是针对手边的事而已，对人生的一切状态都适用。

持续练习呼吸觉知，再加上一定程序的放松法，就能把脑波状态由"贝塔波"变成"阿尔法波"。集中于某个声音则能让人进入"赛塔波"。若人的脑波能够以阿尔法波为主导状态，就算是遇到了可能会引起暴力反应的情况，也会做出非暴力的回应。所谓的暴力反应，包括了言语和行为上的反应，乃至于最糟糕的心念反应。若有暴力的心念，做人的态度和行为就变得有恶意且工于算计，会让家庭及工作单位中的和谐气氛荡然无存。在一家企业里，哪怕只有百分之五的人能够经常静坐，就可以见到成员的潜力在三到六个月内有所提升。

让脑波状态进入赛塔波的修炼法，能帮助单位内的成员把注意力清晰地集中于手边的工作，以及提升员工的想象力、原创力。请试验一下，任何企业、任何单位，只要有百分之五的成员能经常静坐，三个月以内，整体的生产力就会提升。我称这个道理为：不用竞争的成功法门。企业内有静坐习惯的成员，他们的心理素质会有所进步，所以在与同事共处，在与人谈判时，就不会有独断独行、损人不利己、怨声载道、负面心态等等的行为和情绪。

很多机构发现，工作人员在午间小睡二十分钟，能有助于改善注意力和提高生产力。喜马拉雅禅定瑜伽法门教我们另外两个更有效的方法：

（1）有意识的睡眠，只需要三到十分钟，甚至坐在办公室的椅子上都可以做。

（2）经常停下来，做两分钟的呼吸觉知，这比（1）所花的时间更短。

我讲个实际发生的经历作为脚注。很多年前，我还住在美国，有一天办公室的总机告诉我，有某某先生在电话上想和我通话。我接起电话，来电的是多年前跟我学静坐的学生。

对方特地打电话来向我致谢。

我问："是为了什么事？"

他解释说："你知道我是州里面某个行业工会的理事长，我们正打算要进行罢工。一个星期以来，气氛沉重，对立和愤怒的情绪充斥。在那间弥漫着香烟味的会议室里，每个人的神经都绷得很紧。我及时记起了你在静坐课程中给我们的忠告，就把学到的技巧给用上了。每当我们在谈判时出现互不相让的局面，我就用二到五分钟默默地数自己的呼吸。每次做完，我总是能想出一些具有新意的提议。昨天终于通过了我的提案，我们得以避免罢工，否则整个州的居民都会受到不利的影响。所以我打这个电话来跟你道谢。"

所以说，安乐和幸福之本在于德，像是由静坐而导致内心的宁静就是这一种德。这些道理，这种德不仅仅是能进入超越尘世的神秘境界，它对于治道（artha）也能起到正面作用，而治道之本在于领导统御（rājya）。我们对这个德的信念就会更为坚定。这一切都需要我们能够导引感官的能量，导引感官的能量则又取决于我们是否能够自制和自律。如果静坐成为社会的风气，在这样的社会中，长者不只是在家庭中受到尊重，在社会上、在企业中同样会受到尊重。智者的导师角色会受到重视，职工队伍中的年轻成员会乐于接受年长者慈祥亲切的指引。

静坐可带来经济的成功

在此，容我从世界经济史中取出一段作为佐证。十七世纪末以前，世界上最发达的经济体之一是印度。这就是为什么，当欧洲与印度的贸易路线受到奥斯曼帝国的阻挡时，欧洲人会如此急于努力另辟一条路线绕道前往印度（因而导致发现美洲新大陆）。古罗马帝国的著名参议员西塞罗，在问政时叹息，仅仅为了罗马妇女的衣装，帝国每年就要消耗两千万个罗马钱币（彼时的价值如何则要去请教历史经济学者）向印度的纺织业者购买。十九个世纪过去了，到了十七世纪时，印度地区的繁荣不减，印度占了当时全世界生产总值的百分之二十四点五，拥有世界上最强势的货币。印度本地没有银矿，但是今日世界上的银子有四分之一在印度，这都是印度千百年来跟世界各地贸易所赚来的。

经济上的成功现象源自于印度的静坐传统，我们前面提到的人格特质是由此而来。此外，静坐让人更易于控制感官，更易于谦逊，因此也自然会在各方面都向长者和智者请益。我们今日见到弟子服侍心灵导师（也就是所谓的"上师"）的现象，只不过那种道统的一小部分罢了。这又要讲到培养企业领袖之道。

家族集团是印度自古以来商业活动的推手。时至今日，大家族仍然以千百年传统的方式来培养接班人。现代的家族企业虽然有了计算机，成员也具有人人向往的企管学历，但是这些并没有让他们舍弃那些受过时光考验的家族传统。这些传统，不仅包括了每天的静坐祷告，更是一种师徒制度，学徒要住在所师从的企业主家中〔即上师之家（guru-kula）〕，成为家族的一分子。他要抱持谦逊的态度，要处处展现自制，才能学习。慢慢地，他会担起一小部分职务，然后职责会逐渐加重，最后可能会让他负责某个既有的事业部门，或者给他若干资金，让他去外面开创新的事业。在这种传统中培养出来的人，一辈子都会尊敬师父。即使他的成就可能超越师父，但是一到了师父面前，他仍然谦恭如故。这是发自一种饮水思源的心态，他知道自己之所以能成功，不只是因为他学到了什么高明的经营之道，更是因为得到了长者的祝福而感恩。

如果说，印度在获得独立之后，仅仅用了六十五年的光阴就行将恢复古时的经济强国地位，那应该归功于静坐风气之盛，由此而引入正面的心态，有了正确的人伦观，如此的行为模式就能扫除挫折感和与人交流的焦虑感。（附带一提，近年来，我也观察到印度的传统价值观在许多公众领域正在流失中，但同时却在其他领域中得以保存。）

日本之所以成为经济巨人，是因为能够融合传统和现代。印度正朝着相同的路线前进。这就是所谓的亚洲奇迹。

换句话说，我们不必划地自限，不必仅仅根据科学界从实验室里得出来的研究报告，来证明静坐禅定的功效。我们还可以从世界经济史的观点来检验静坐的优点。不过要记住一点，世界在过去这两个世纪受西方经济体系主导的局面，只不过是历史长河的一小段而已。将眼光放长远来看，有静坐风气的社会才是卓有成效、成功的社会，而这里所指的静坐禅定，更正确地说，是一种淡定的心态所带来的伦常关系，它才是文明的基础①。

亚洲社会对于西方的计算机、网络等科技能快速接受，同时也没有扬弃自己传统的价值观。我们可以相信西方的商业界在未来的几十年内将会面临严峻的挑战。如果亚洲能接受西方的计算机科技，西方

---

① 这似乎也与中国儒家所提倡的静定功夫意义相通。《大学》说："知止而后有定，定而后能静，静而后能安，安而后能虑，虑而后能得。"

最好能接受亚洲的静坐。但是，如果只把静坐当成一种每天花二十分钟去练的功夫是不够的，还要用禅定所带出的心态来厘定社会中、企业中人与人之间的互动关系。崛起中的亚洲既拥有西方最好的科技，又保有自己固有文化中最好的东西。西方的生存之道则在于能接纳本文的观点。希望西方能保有自己最好的东西，也能择取东方的精华，以确保自己持续的繁荣，用实力来反驳史宾格勒之类的西方没落论。

总结上述：

· 安逸和幸福之本是德。

· 德之本在于治世之道。

· 治道之本在于领导统御。

· 领导统御之本在于以禅定深思熟虑的方式来驾驭感官。

这个方式是由人伦关系所产生，它也反过来成为人伦关系的支柱，而这种人伦关系的基础是自律和谦逊自抑。

能尊敬恩师和长者之故，因而能抑制自大自慢，能由衷律己。

因为如此，才能得到实证知识。

因为有了知识，才会做人。

做人就在于能自律，就是自我管理，如果连一己都管理不了，连自己的心念都管不好，这样的人要如何去治理天下？

真能做到自律的人，他的一切事业，一切他所追寻的，无论是物质的还是心灵的，都能够毫不费力地有所成就。

静坐禅定就是自我管理的学问和功夫。喜马拉雅禅定瑜伽传承，不只是单单教导打坐的技巧而已，它所要传授的是如何将静坐禅定的功夫运用于增益、美化自己的人格，从而在个人、社群、企业的生活中都能发挥实际的效益。

第12课　领导人该有的智慧

让自己的心头没有皱纹，

来到你面前的人，其心头也就不生皱纹。

　　本文中所谓的"管理"，范围非常广，所有社会、经济、政治的人伦关系，以及其间的交互作用都包括在内。现在逐项解析如后。

　　印度古代智慧认为"人生意义"（puruṣārtha）有四重，这四个面分别是：

　　1.德行（dharma）。

　　2.资财（artha），包括了政治、经济、社会秩序。

　　3.欲望（kāma）。

　　4.解脱（mokṣa），最终极的解脱。

　　资财和欲望是夹在德行和解脱之间。

　　因此，资财和欲望的意义是在支持德行和解脱。

　　因此，管理层成员的一切经济关系（例如薪资等），一切社会关系（例如雇用、解职、管理层的等级制度、成员相互之间有何期望），都要以这个框架为基础。

在这种人生意义的基础上，我们来看看经济关系是如何互动的。

一切"物质"（prakṛti），是老天为了要让人类完成人生的意义，而送给人的礼物，是无法计价的。

如果你泛舟于清澄的湖面上，湖水可以饮用，请问一杯清水值多少钱？换了在沙漠中，最近的绿洲远在几百里以外，一杯清水又该值多少钱？

解渴的价格该是多少才合理，你能算得出来吗？

此外，有个"无私行为"（niś-kāma karma）原则，就是行为完全以利他为出发点，而不是为了追求一己的私利。我们在后面会提到，这个原则在日常生活中并不是做不到的。它所着重的，是我们一切行为在互动关系上的心灵价值，而不是着重于行为的本身。

以下提出的几点看法，是从人生意义的原则为出发点，这些原则应该应用于我们的一切互动关系之中。

例如，在市场买卖马铃薯的交易，要如何运用前述的无私行为原则？

从利他心理的观点来看这个经济关系，卖马铃薯的人是在为我们提供由他的劳力所生产出来的爱心礼物。这是无价的珍贵物。他把这份礼物提供给我们，因为我们需要它。我们无私地把金钱提供给他，因为他有需要。所以从精神上来讲，这并不是用"这个数目"来交换"那个数目"。

这个道理在所有的机构团体中也同样适用。工作同仁不是雇员。他们为我们提供服务，是因为我们的使命需要他们。我们在有限的范围内满足他们的需要，所以他们才能够继续为我们提供服务。他们在别处所领到的，可能会较多，也可能会较少。但是我们要试着在他们的需要和我们的负担能力之间达到平衡。

这种就不是雇员和雇主的关系，而是种互爱的关系。

所有的领导们都需要培养这种态度，这是一条在经济关系中净化心灵的修行大道。

机构内的人伦关系

在这个心灵修行的大道上，机构内的人伦关系应该是：

· 权威不是来自于上。

· 权威不是来自于头衔、职位，或是受指派执行什么任务。

· 权威来自于下。

· 领导的权威是来自于他无私的服务奉献、照顾众人的心态、心灵修行的程度。是由于别人对他的敬意，才形成他对别人的威望。

· 从心灵修行的观点来看，权威和职位本身并没有什么意义。领导该专注的，是服务和教化，并且在这么做的时候，随时随地都要保持谦逊。所谓的权力、地位、头衔，只不过是种方便，是为了符合某些形式要求才有的。

· 忠诚不是靠强求来的，它是由感召而来的。

· 唯有能自我克制的领导人，才能维系管制威信。

· 唯有在能自律的领导人身边，其他成员才会奉守纪律。

· 唯有在谦虚的领导人身边，其他人的言行才会谦虚。

· 领导人要把工作上的情况和信息，在安全的前提之下，知会所有的人。

· 领导人要把功劳荣誉归属于他人，而不为自己争取功劳荣誉。

· 领导人要关爱他人，而不强求人家敬爱他。假若别人对你表示敬爱，该有所惶恐："我何德何能，为何会对我有所尊敬？我无所作为。"

· 对上级和对同僚谦虚不算是谦虚。对不如你的人谦虚，而且能放下自我，才是真谦虚。

· 领导人若是修行者，他的声音是镇定而温和的，他的音调和字句都是经过慎选的，虽然立场坚定，但是言语是慈祥的。

· 最古老的言行准则《摩努法典》说：

smita-pūrvābhi-bhāṣī syāt

做人要学会在尚未张口说话前先露出笑容。

· 在古典名著《罗摩衍那》（*Rāmāyaṇa*）书中，好几次提到主人翁罗摩的特别之处就是他往往：

smita-pūrvābhi-bhāṣī

未语先笑

· 我们应该要时常思量如何把这些原则付诸行动，作为自己修行的一部分。不同的领导人所实践的方式不一定会相同，每个人都有自己要走的修行路。

· 父母事事都会为儿女着想，惦记着要如何让儿女进步。同样地，身为任何团体的领导人，都要处处为在团体中工作的帮手着想，如何能让他们进步。

· 机构团体中的领导人不应该有这样的想法："我支付他工资"或"他付我工资"。领导人应该时时挂记心头："如何能让他（她）在德行和资财两方面都得到进展。"在"雇用""解职""纠正"对方时，内心都要秉持这样的态度和关怀而为之。

· 只有在团体中各个所谓"受薪者"的心灵有进展，整个团体的进展才有保障。

· 要训练自己根据"圣人CEO"（见下一篇文章）的方式与人沟通。那种沟通的方式是要先做到自我净化和自我静化。

· 在团体中，人际关系是长久的，我们应该要尽力维持，能有多长就多长，乃至延伸到好几代人。

· 身为团体的领导人，不只要关心现在的帮手和受薪者，还要关心他们的下一代。要想到他们的家庭幸福，以及帮手的子女的进展。

· 关系要能延续到下面的世代。这原本是亚洲旧社会的传统，但是好像在大部分地区都已经失传。

· 领导人在"纠正"下属时，谈吐和态度必须要顾及"有益"（hitam，对听者有帮助）、"有节"（mitam，遣词用字有节度）、"悦耳"（priyam，让人容易听得进去）的三个原则。这是领导人该有的修养，这种沟通方式就是种修行，同时也更容易能帮助下属自我改进，在德行和教养上得到进展。

· 领导人能慈祥、自我观察、自我节制，整个团体才会守纪律而不失控。

· 沟通不是在向下属强调"我是这里的老大"，而是"我们是一家人，大家一起前进，让全家都有进展"。

· 每当我们在自我观察时，觉察到自己近来在沟通中带有炫耀"地位"的成分，就要改正自己的心灵，放弃自己的傲慢。

· 领导者若是修行人，他的想法不会是"我所发放的工资能低到什么程度"，而是"在我们团体的财力范围内，最多能付到什么程度的工资"。任何劳动都不是能用价格来计算的。劳动所代表的是价值。

· 对同样的工作、同样的能力所做的"给付"，不一定要相同，可以因受者的需要以及付者的财力而有所不同。

· 所有工作人员提供的劳动都是无私的服务（seva），所有的"给付"都是对团体成员无私的布施（dāna）。在心灵的经济学里，这两者是没有对价关系的。

· 我们不"开除"任何人，但是可以在团体内改变他们的职务及其所服务的范围。而需要对某人的职务作出调整时，一定要向对方确认自己对他的关爱仍然不变、彼此的关系不因职务形式改变而有所不同，也要用让对方以最体面的方式去调整。

· 若我们必须改变某人的职务，一定要非常真心地、设身处地地关心他未来的发展。若某人要离开这个团体，在他离去之前，一定要和他做个交谈，建议他未来该如何继续发展。一旦我们彼此间建立了关系，这关系就不会因为没有了"工资"而终止；对方和这个团体之间仍然要维持着又深又长的心灵联系。

· 我们不能仅仅因为自己有权做决定而做出决定，并且要求别人遵守。部门领导人和家庭领导人不过是"为同侪先"（primus inter pares）而已。因此，他要做的工作是告知、广泛地咨询，然后让"其他人"经由共识产生决策。

· 是修行人的领导者，才能够谦虚地咨询"资浅者"，听取他们的意见。

· 是修行人的领导者，会征询不同意见，能认真考虑衡量不同观点所提出的意见。

· 是修行人的领导者，不会强迫别人听从自己的意见，他只是陈述看法和说明情况，然后让全体做出一致的决定，所以大家都会认同这是自己的决定。

· 人生要学会一个原则是，凡是会被强行剥夺的，就先自行放手；在机构中，在修行道场中，这个原则同样适用。

· 避免使用这样的官式语言："请将工作报告送交总部"或"把账目给我看！"最好说："请把你工作成果的资料和总部的同仁分享，我们需要用于……"之类的语句。你在家中不会要家人交报告给你，为什么在其他团体中就偏要这么做？

· 有一个绝佳的例子，我们学院还在草创阶段时，我要求、建议（而不是"订下规矩"）大家避免使用"切勿""禁止"之类的字样。我们总务长的夫人亲手栽种了学院中所有的一花一木，而她的先生就在各处的花圃中立下牌子，上面写的不是"禁止攀折花木"而是"让花儿绽开"。

· 谈吐优雅的主人不会问客人："你什么时候离去？"会说："我们有荣幸能继续招待你到什么时候？"之类的语句。

· 务必请仔细检查有哪些"官话"的公务用语，可以换成合乎"友慈"原则的字语，让人感到友善，如同兄弟姊妹的谈吐。

只要你能善于自我观察，用这些原则来训练自己，你的心态模式自然会趋于祥和，不用人教，你在各个方面都会显得从容优雅。

自我训练的提示

以下有更多关于自我训练的提示：

1.观察所有的事物，凡是会刺激的、会让人不安的，就要避免。例如，文字沟通时，红色不是好颜色（我连在校稿时都不用红笔，而是用绿色笔）。

2.要避免会让别人、让自己的额头浮现皱纹的事。一旦观察到人家的脸上开始展现皱纹，浮现了否定的神情，就要立即采取补救行动，改变自己的情绪和心态，从而改变你说话的腔调语气、示意的方式和肢体语言，直到对方脸上的皱纹消失为止。

3.记住，额头上的皱纹是心头皱纹的表征，额头上的线纹是过去情绪所刻下的痕迹。

4.让自己的心头没有皱纹，所以来到你面前的人，他们的心头也就不会生起皱纹。

5.常持颂"搜弥亚"（saumya，如月般和煦）咒语来安定你自己，从而安定他人。

saumyā saumya-tarāśeṣa-

saumyebhyas tv ati-sundarī

parāparāṇām paramā

tvam eva parameśvarī

彼佳人如月而实胜月，纵集合宇宙。

所有月之美，亦不可胜彼。

彼至上者，超越一切至上。

噢，唯独汝乃至美者。

6.斯瓦米马杜·稣达那（Madhusūdana Sarasvati），在他的《薄伽梵歌释论》中写道：

vaktur evāyam doṣo yad asyābhipraāyam śrotā na budhyati.

如果听者不懂，错在说者。

因此，不要说："你误会了我的意思。"要说："对不起，我没有把自己的想法正确地向你说清楚。"

7.梵文中，有好几个词的意义有"慈悲、同理心"的意涵，其中一个词是"anu-kampā"，字面意义是和别人"起共鸣"，同震颤、同振动。像是乐师在弹奏赛塔琴，主琴弦在振荡，共鸣的琴弦也会振荡、震颤。这就是具有同情心、同理心的倾听和沟通的秘诀。

8.若是在某种行政管理的情境中，你觉察到对方不认同你的立场，就要用谐振的原理，把对方的心放在你的心中，感受对方的立场，体会他的社会、文化、个人背景是如何养成他的心理的。在这样的前提下，你先要顾到他所担心的事，而不是去责怪他。然后你才解释为什么要采取某项措施。你的语调要平和而带有关爱之情。

9.能自我观察的修行人就会注意到，在与人交谈或讨论时，即使对方的心中、情绪、腔调、面孔、肢体语言，非常轻微地皱了起来，我们也会受到感染，也会开始起了同样皱纹，从而采用同样的腔调和反应。这用现代的神经学来说，是一种"镜像神经元"（mirror neurons）的行为。一个人笑，别人跟着笑。一个人打呵欠，别人也跟着打呵欠。

我自己在这个方面试验的结果，是和科学研究相吻合的。例如下面引用《美国科学：心理》杂志（*Scientific American: Mind*）二〇一二年七／八月刊，七二页，题为《请教有脑子的人》的专栏。

蒙冒斯大学（Monmouth University）心理系的副教授柳万杜斯基（Lewandoski）针对"心情不好会传染吗"这个问题，他答复的大意如下：

科学家称这种现象为情绪传染，把心情传给另一个人会经历三个阶段。

·第一阶段是无意识的模仿，此时每个人会隐约地抄袭彼此的非语言信息，包括身体姿势、脸部表情和动作。好像你看见我皱眉，就会更容易让你也开始皱眉。

·个人此时可能会体验到一个反馈阶段，因为你皱眉，你开始觉得不乐。

·在感染的最后阶段，彼此之间会开始有了同样的体验，他们的情绪和行为变得同步化。

·因此，假如你和一位处于低潮的同事相处，可能会在不知不觉中吸收到那位同事的非语言信息，然后开始形成不乐的心情。

·但是这种模仿不见得都是不好的，你也有可能从朋友和同事那儿感染到好心情，这有助于加强相互的结合力。

根据我自己的试验，模仿和同理心是有很大的差别。我的感情和情绪是由自己做主的，不是一种镜像神经元的行为，只要有点静坐功夫的人都可以做得到。千百年以来，古人早就明白这个道理，只不过在最近一两百年中，被我们错误的"发展""进步""成功"等等观念，给遗忘了。

我引用现代科学报道只是为了说服某些人，否则他们不肯接受古代的智慧。这也是为什么我要在印度的学院里建立一间科学实验室的原因。

　　我们都在追求

　　　　自主（svātantrya）

"svātantrya"这个梵文词在英文中没有一个准确对等的词，它的意义只可以大致翻译成："由自己'真我'（ātman，有别于来自后天心理惯性，也不是对于外界因素所做的反应，或来自外界因素的反应）的理则和呼声，所形成的自由意志和良知。"这是自由最真实的意义。

这才是真正的自主，真做得了主，不随外在环境起舞，不受别人反应而起反应。

我们不要被动回应，要主动作为。因此，一旦我们的内心开始受到别人的情绪状态感染，就要潜入自己内在那股平逸宁静的泉源深处，从而改变自己交谈和讨论的语调。对方在镜像神经元行为的影响下，就会反映出我们的心念状态，从而彼此变得平静，而不是矛盾对立。因为这样，我们可以与别人和谐地达成共识，把平和散播出去。

10.先解决别人对你的不满之处，问题就已经解决了一半。然后运用下面第11点的原则，解决你对那人的不满之处，就自然解决了另外一半的问题。

11.遇到任何争端，先在自己的心中，朝着和你的观点相反而赞成对方观点的方向去设想。在开会时，向同事和出席人士，把那些如同磁石上两个极端的立场都说出来，也就是要说出你为什么赞成对方的观点，以及你自己的观点。然后调和两个观点，取两者中最好的部分做出一个和谐的结论。容我在此引用一段自己的文章［出自《千禧年中的永恒》（*Perennial in the Millennium*）］：

所有事实都包含许多不同的面向，反对者、不同意见者都可以学会融合这些面向。

每个人能够学会站在对方的立场，找到赞同对方而反对自己的理由。

12.不要光质疑或否定某种观点、立场、行为、决策，一定要提出一个建设性的替代方案。而替代方案也要采纳你所不同意方案中的某些正确观点。

13.对事不对人。心中不要对任何人有所不快。一旦事情办完了（例如与人面谈或是纠正某人），就用几次呼吸把心放到"空档"，记得那个人好的一面，心中只让好的印象留下。然后才做下一件事，不论是处理关于那人的事项，还是处理其他待办事项。

14.记住，你不是在从事管理，是在从事修行。为的是自我静化、自我净化，最后做到自我完善。"管理"的行为是心灵修行道途上的阶梯，它是你的自我试炼。

15.切记，心灵导师绝不会和某人断绝"内在的联系"。纵然某人已经断绝了外在的联系，内心上也要维持和他的联系。所谓"内在的联系"，是在"上师心域"中，非常耐心地等着那人准备好了再度前进，即使要等到下一世也不作罢。

16.这里有段婉转的话值得慢慢参详。有位大修行人遭受了多年的不白冤狱，被释放出来之后，人家问他在狱中的情形，他说："有好几次我真的非常危险。那种危险是我几乎要对逮捕我的人和虐待我的人产生恨意。"

我们能否驱策自己养成这种自我观察，以培养深化普世的慈悲、友善原理？

这里所建议的不是对立的哲学，那只会在家庭和团体中引起矛盾，只会在国与国间引起战争冲突。一切都是一，都是一样的，这是一种归于一的哲学。

我不认同孙子哲学，老子哲学才是我所认同的。

我们要经常耐下心来，向团体中的所有成员倡导我们这个团体运作的理念。因为能做这样的沟通，大家能认同这些理念，那些从外面世界带来的思维习惯，才能够慢慢改变。尽管这些理念在现代的政府单位或是企业机构里不一定能全部适用，但是它：

· 绝对能作为个人修养的准则。

· 绝对能适用于修行人所共处的心灵团体中，在这里每一口呼吸、每一句话都是一分修行。在外面世界所习以为常的道理、所累积的经验，在这团体中反而不适用。

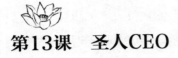

第13课　圣人CEO

　　不久前，我给几位好朋友写了信，建议他们考虑为我们这个心灵
团体的主管工作人员举办一个属于必修项目的研习班。我可以来教：

　　1.如何书写"商业"信件，让收信的人觉得信是发自一位真正关
心他的领导，而不是由哪个办公室发出来的。

　　2.其他类似的题目。即使收信人与你素昧平生，或即使是要回绝
什么事情，信件还是能够让人感受到发信人那股由衷的关切之情。

　　近来读到《时代杂志》有篇文章，述说法国人的脾性是永远喜欢
谈玄说理。文章开头用幽默的笔调说，某法国企业内部有位老练的规
划人员写了一篇营运方案呈给总裁看。总裁读完之后的意见是："这看
来还算切实可行，但是它的理论通不通？"

　　我这些好朋友，他们规划起生意来都很有一套，但是我要提醒他
们："你的方案非常讲实际，但是它是否合乎理念？"

　　我有意开班授课的题目也延伸到日常的沟通能力上面。

　　在我们这个心灵团体里，有几位（只是少数的几位）虽然是非常

卖力的营运高手和领导人员，可是在与人口头或书面沟通时，还是不够和煦可亲。

当你在与人口头沟通的时候，你是否能够记住：

· 不带暴虐

· 慈祥

· 关爱

· 谦逊

· 和煦可亲

你声音的语气如何？有流露出谦逊吗？是在建议和请求，还是在指示和命令？

切莫低估音调和语气的力量。

请听本文作者就"禅定者的声调语气"所开课程的录音记录[①]。

举个例子，据说在俄国机场的塔台内装有声音监听仪器，若飞行员的声音显示出他的紧张和压力程度已经临近超标状态，就会被认定不适于驾机，从而被要求停飞休息一段时间。

根据近期的发现，医师可以经由侦测电话中的声音，来研判打电话的人有无早期帕金森氏症的症候。通常这种疾病的诊断是由观察身体的动作而得出，而声音正是由声带的动作所产生的。

在与人沟通时，对方是否有抗拒心态，是否感到不悦？若是，就表示你的语气不够谦逊和煦。你要成为一个有效之人，就要做到讲话（或者写信，做企划方案）时的腔调和举止，让人无从对你说"不"。

---

① 二〇一一年十二月和二〇一二年三月于瑞希克希城斯瓦米拉玛学院讲授。

言行记

下手之处就是每晚写日记，"言行记"（梵文叫作"kṛtaṁ smara"，出自《夜柔吠陀》），包括反省一天中做了什么事，和谁谈过话，写了什么给谁？今天在做这些沟通时，有没有反映出：
- · 不带暴虐
- · 慈祥
- · 关爱
- · 谦逊
- · 和煦可亲

你得到的是什么样的回应？

某人想来我们的学院住上几日，你告诉他学院已经没有空房可以提供，你会让对方产生什么样的情绪？那个人有没有不快？抗拒？情绪变差？离去时觉得被伤到感情？如果有，就表示你没有用到有效的沟通方式，也就是没有做到：
- · 不带暴虐
- · 慈祥
- · 关爱
- · 谦逊
- · 和煦可亲

如果发生这样的情形，你也不必自责，在日记的下一段写：你应该使用什么样更好的语调，什么样的肢体语言，什么样的表情，不对，不对，不对！应该是：在做沟通之前，你自己该先有什么样的情绪基调，而那情绪基调所反映的，是否：

· 不带暴虐

· 慈祥

· 关爱

· 谦逊

· 和煦可亲

然后你写下来，下一次与人沟通，或者做任何形式的交流之前，要先让自己生起哪一种情绪基调。

每隔一段时间就重新翻读这些言行记，重温自己发过什么心，再度发心。

如果可以用委婉的方式去说的话，就不要直讲。运用哲理和诗意以达到委婉。以委婉来融合歧见。当对立融合了，圆圈上的起点就变成了终点，这就是委婉圆融言语的效果。就某些民族而言，这是应对的基本规范，为的是避免产生冲突，不要造成对立。

使用"不""不可以"之类的字眼，是违反心灵之道的。与其说"我不会允许这件事""我不会做"，你宁可委婉地说："假如这有可能成事的话，我当然乐于去做，但是在目前的情况下，这种可能性看来好像十分遥远。"诸如此类的说法。

在说话、书写、教学时，要在心中牢记沟通之道的三个原则。

1.有益于人（hitam）：只说有益于人的话；说话的方式要有益于人；而有益于人，是有益于听者，有益于你的目的，也有益于我们的团体。

2.恰当有度（mitam）：情绪的张度要恰当；声音的语调要恰当；使用的字眼、字数要恰当。

3.悦人悦己（priyam）：要和气，要能给你自己，也给听的人，带来好心情。

我由衷希望在我们这个心灵团体里，能有这种类型的"圣人CEO"。

如此才能让我们上师留下来的传承事业走到下一个世纪。否则，恐怕一旦我走了，成员之间就会起争端。

人与人间之所以会有争端，通常不是因为理念不同而起，最常见的是因为彼此沟通时所使用的方式和语气而起。

常人惯于依世俗的方式来行动、沟通、书写。

他们以为这是"正常"，因为他们没有机会接触到其他的模式。

因为我成长的环境和现代文明大不相同，所以我希望能呈现的另外一种模式，不是来自火星，而是来自金星①。

也许"圣人CEO"，也可以说是"来自金星的CEO"。

---

① 西方传统认为火星代表男性，金星代表女性。此地暗喻是，希望 CEO 能展现出女性委婉体贴的心态和办事手法。

第14课 做好工作沟通的原则

意见不同时要客气。

先把不悦耳的变成悦耳的，然后才开始沟通。

把尖锐的棱角磨圆，把僵硬的字眼变婉转，把声音加上语调。

关爱要凸显，锋芒要收敛。

招徕"同意"的回应。

让人家"觉得"是他们在主导，你只不过是提出建议；能这么做，你自然能轻易地被人推崇为好的领导。

领导不是要人家盲从；统御不是靠发号施令。

威望不是从权力而来，而是让人不觉得你动用到权力。

manaḥ-prasādaḥ saumyatvaṁ maunam ātma-vi-ni-grahaḥ

bhāva-saṁ-śuddhir ity etattapo mānasam ucyate

心地清明愉悦、态度和煦、静默、自律、净化自心，是所谓心的苦行。

——《薄伽梵歌》（XVII.16）

上面这段话以及《瑜伽经》第一篇第三十三经，我们在过去已经详细讲解过[1]，此处不再重复。

以上这些就是我们处理公务的哲学基础所在。

我们在美国明尼苏达州的禅修中心，创办至今已经超过四十年，这期间从来没有开除过任何人。但是我们会做职务调整，而在调整以前要先充分考量这个调整是否有助于当事人的心灵进步、对团体有利。这和印度学院所采用的是同一套公务哲学。

请你检查一下，你写的电子邮件和其他往来书信中，有多少段话的起头第一个字是"我"。把这个"我"出现的次数降低。

避免使用命令式的语气，像是："用这个方式去办。"宁可说："我们不妨用这个方式去办""假如我们采用这个方式是否比较好，从你的观点来看会有什么不妥之处？"诸如此类的表达方式。

---

① 《瑜伽经》第一篇第三十三经："对在乐境之人要以慈观、对在苦境之人以悲观、对有德之人以喜观、对无德之人以舍观，能培养如是之情操，心地将能清明而愉悦。"

要避免的表达方式，像是："这根本行不通。"宁可说："经过考量某某因素（如果不需要保密的话，把原委说出来），我们最好还是采用那个方式。"

避免会引起情绪反应的指责，例如："你为什么不能准时做完？"宁可说："我在想是不是因为遇到某些困难，所以你没办法准时做完？你要知道，没有做完的话，会造成这样或那样的损失和不便。"

在我们的公务用语中，"不、拒绝、不准、否决、质疑、解雇、开除、我的看法、我的立场"等等字眼，都不能使用。这些字眼在笔者书写的信件里，绝对不容许出现；在笔者所主导的讨论中，也绝不会使用到它们。

给你一项功课：上面这一段话有所不足，需要改写才能符合我们所采用的哲学。

请指出这段话所缺少的是什么。

请依我们建议的哲学改写句子。

练习把这些哲学和心态，应用到平日与人交谈，或者书写的每一个句子之中。

第15课　有话就要直说

时时记住——

我们用什么来浇灌宇宙，宇宙就用什么来回敬我们。

发射飞弹，先发制人？

自古以来，所有讲心性学问的大师都一再谆谆告诫世人，要克制自己的基本情绪，努力完善自己的修养，以达到圣境为目标。

可是现代西方世界人心的思潮主流却反其道而行，这情形在美国尤其明显。他们主张人类天生的缺点是正当的，不需要修养精纯。如此一来，就逆阻了人性的进化。他们教人使用的语言，例如："我天生就是这种个性；你必须接受这样的我。"言下之意是："我不会去改善我自己的，我觉得没有那个必要。"在这种思潮影响之下，动气和尖锐的语言都被正当化，所鼓励的是对立抗争的行为，而不是共识。

时下有一个流行的词是"坦诚沟通"，就是有话直说。论者以为这样可以避免自己受伤害，但是伤害别人则在所不惜。他们叫人要严厉地与对方四目相接，大声地说："不！"

我出身于说"是"的教养环境，也就是因袭《老子》和《奥义书》的教导："夫唯不争，故天下莫能与之争。""不防守乃最佳防守之道。"这就是为什么很少有人会对我说"不"的原因。

一言不合就拔枪，就派陆战队抢滩登陆，那方法已经过时了。现代的做法是立即发射巡弋飞弹。这种态度完全不符合任何心灵理想。

理想的沟通态度是要顾及他人，跟搞对立抗争的主张是完全相反的。顾及他人的沟通方式，是既给人家留面子，同时让对方了解自己的观点。所幸即使在今日，很多民族的传统文化还是保留了这种态度。我举一个例子，是我在亚洲某地遇到的。

在某个酒店办理退房时，柜台经理是来自亚洲另一个国家的人，我问她："我过几天还会回来入住你们的酒店。请问我可以等到下次入住退房时一次付清费用吗？还是现在就得把这一次的费用先结清？"

她的回答："是的，现在结清或者等您下次回来再付都可以，看您怎么方便。至于我们的话，如果把两次的费用分开来结，会比较容易处理。"

我成长的环境是属于"顾及他人感情"型的沟通文化，不是所谓"坦诚沟通"型的，我当然听出来她希望我现在结清，所以我就照办了。

在亚洲和非洲的社会中（印度教徒、佛教徒及回教徒），常常听到这样的对话：

"今天没有蔬菜可卖了吗？"

回答："是的。"

请注意，回答不是"没有了"。

或者：

"这次的会议可以在府上举行吗？"

回答："内人出门去了，但是我很乐意在家中为各位安排开会。"

如果你是在"顾及他人感情"型的环境中长大的，就能了解对方其实因为妻子不在，希望这次能够不去他家聚会。你等到第二天才致电对方："谢谢您慷慨提供府上借我们开会之用，您每次都是这么慷慨。这一次，我们刚好有另一位会员要求我们给他一次机会。还希望您不要介意我们接受另一位的提议。"

如此，大家的尊严都顾到了。但是，要切实做到的话，就需要谦逊，要能够听出别人的言外之意。瑜伽大师训练弟子，是要提升弟子"听话的功夫"，能觉察出别人更细微的心意。

这种沟通只有在信服非暴力理念的社会才行得通，但是还要看他们愿意实践到什么程度。要用这种方式沟通，就必须要从内心由衷地顾及他人的感情。

说到不同的文化，有两个例子。我非常欣赏泰国人的文化，他们视"动怒"为极不合乎礼数的行为。在日本人的文化中，人人都习惯性地一再道歉不已。

当今世界上，在国与国之间、宗教团体之间、族群之间，都充斥着对立的气氛，一部分原因是受到所谓"坦诚沟通"的影响。外交斡旋之所以会失败的主要原因，是不了解很多国家的社会文化还是属于"顾及他人感情"型的。在那些讲蛮干又自大的社会文化中长大的人，不会明白他们表现出来的举止在另一群人的观感中，会被认为是一种失敬、不顾及对方颜面的行为。会被视为是在故意诋毁对方，以为"咆哮发号施令"可以达到目的。我不是单指某一个国家，这种现象在许多其他国家和族群中都有（我尤其感到失落的是，连在印度也越来越常出现）。这种现象在某些国家表现得特别明显，是因为他们喜欢炫耀实力到了失控的状态。

我们时时要记住："你用什么来浇灌宇宙，宇宙就会用什么来回敬你。"我们反对核子武器，可是却用对抗的念头和语言，来浇灌这个星球的集体心灵。我们有意识地把宇宙视为对立方，而不是把自己当作要和它相互依存的伙伴。

不要对立。

我常劝人的一句话是："如果你对某人有意见，先平息某人对你的意见。"

不要去争取权利；要无私地以爱心去履行你的义务。

很多人的习惯是：原本没有冲突，他们认为有冲突；不可能起冲突，他们偏要认为有可能发生。

可是，大度大量之人精于"化解"（samādadāti sajjanāḥ），对冲突中的各方完全保持中立，不让自己的情绪偏向任何一方，然后致力找出冲突中各方有什么共通的立场，无论那个共通的立场是多么微不足道都行。再以这个为起点，在跟每一方沟通时，让所有人都感受到你对他们关心的程度都一样，感受到你无私的关爱和包容。

顾及他人颜面的沟通方式，是一门非常细致的艺术，它植根于深奥的心灵哲学中，不是一天就能够学会的。它的下手处何在？不在讲沟通理论的教科书里面。它不属于沟通理论，而是属于非暴力的理念。也就是不要动怒，不要伤人。要谦逊，要乐于找到每一个能让自己显得渺小的机会。

我要呼吁走在心灵修行之道上的每一位："学习顾及他人，实践非暴力的理念。"

我求求你。

每当你们之中任何一人伤害到任何另一人时,神明都在痛心!

　　他们哪里知道他们所伤害到的是我,因为他们所伤害的
每一个人内在都有我。

——奎师那

希望你能够发下大愿,愿自己是神所创造世间中那个最渺小、最
卑微的,因而得以分享他的庄严显赫。

就怕你的愿力不够大!

第16课 心灵进步的迹象

多年以前，我在印度的学院中开过一门课叫作"心灵进步的迹象"。

这里算是增补篇。

心灵进步之后可能会出现的迹象是：

· 平日生活中的问题变少了。

· 就算有问题，也不会在心中造成"抑郁"（vi?āda）和"苦恼"（k?obha）。因而，自心能保持清澄、宁静，解决问题之道油然而生，为你显示达成目标的捷径。

如果你正遇到无法解决的难题，就先找出你的心灵在哪个方面还有待改进。

我们传承的修行还必须遵守一个非常重要的事项，就是要绝对尊重妇女。在这些方面，我们的瑜伽传承和宗教气息浓厚的印度教，以及对此有禁忌的其他宗教，是大不相同的。

根据印度传统中最古老的行为准则《摩努法典》，女性的身体和生命的任何一个部分，不分任何时候，都是纯洁神圣的。

在传承中，特殊咒语的"修咒"一定要在特定的时候才能做，但有一条例外是：

mumukṣūṇām sadā kālaḥ

strīṇām kālaś ca sarvadā

心求解脱（mokṣa）之人以及妇女，则无时间限制；

这两种人可以于任何时间为之。

据信，妇女所做的祈祷更容易上达天庭。

妇女被视为"圣母昆达里尼神力"（Mother Kuṇḍalinī-śakti）的转世。

我们所追随的是属于"右手密宗法脉"，尊敬妇女是最重要的一条规矩。

每一年在"圣母日"那天，我必须亲自弯腰为九位稚龄的女童洗脚，并且以头额碰触她们的双脚，向她们顶礼，因为她们是"圣母神力"的象征。

依照密教的规矩，男士在任何女性面前，必须保持仪容端庄，穿戴整齐，注意礼节。而且，男士若是走过一群站在一旁的妇女，或是在交谈中的妇女，他走过的时候必须在心中默默向她们致敬。

印度史诗《罗摩衍那》中有一段：

罗摩（Rāma）差遣他的弟弟拉克希曼那（Lakṣmaṇa）到苏贵瓦

（Sugrīva）所住的洞宫去，把在睡梦中的苏贵瓦唤醒，叫他不要玩忽职守。拉克希曼那来到洞宫的入口。苏贵瓦接到通报，怒气冲冲的拉克希曼那正在洞口等着见他。

苏贵瓦要他的妻子塔拉（Tārā）出去迎接拉克希曼那，等他平静下来了，苏贵瓦才出来迎接。"塔拉，你去，因为——

na hi strīṣu mahātmānaḥ kvacit kurvanto dāruṇam
高贵之人在妇女面前是凶不起来的。"

我们依照传承所建立的是一个阴柔的机构，我们必须：启发所有的男孩和男士遵守以上的信条，要以母性的性格来解决管理上的问题。大家必须：不是作为管理者，而是作为母亲。

那么身为被尊崇对象的女性该如何自处？这就要由"昆达里尼神力"转世的各位来思索和实行。男性哪配教她们该怎么办！

在一个以心灵为导向的经济体系里，在一个以心灵为导向的家庭团体里，遇到像是上班时间之类的问题，就必须以女性的性格和需要作为优先考虑因素。

本文笔者有时候会被一些女士称为"我们长胡子的母亲"，这是让我觉得最中听的赞誉之词。

在遵守我们传承的团体中，我不要你视我为管理者，我只希望你视我为母亲。

第17课　如何兼得鱼与熊掌

不妨两者兼收，

让你成为兼备两极的磁石。

一言以蔽之，就是印度谚语所说的：要"两手都拿着糖！"（dono haathon me laddoo）

本文标题所宣示的，不仅有周全的哲学理论基础，更是具体可行的。

要知道：天地之间不存在相互冲突或矛盾的力道，一切都是相辅相成的。量子物理也证实了这个道理，例如：光，既以粒子状态呈现，也以波状态呈现，一个原子颗粒可以同时出现在两个地方。

只有相续，只有互补的力是存在的。

我经常作弄我的听众。上课中途，我随口问："现在几点钟？"座中人好心告诉我时间。我请他用同样的问题来问我，他问："现在几点钟？"我反问："你问的是哪个地方的时间？"

现在是白天还是晚上？答案：两者皆是。亚洲现在是白天，美洲现在则是夜晚，反之亦然。

哲学家是这整个星球的公民，他不能偏向任何一个半球（不论是地球的哪一半还是大脑的哪一半）。

能如此，你就能两者兼收。

从前，我有问题请教上师，例如："老师，这件事究竟应该如此这般处理好，还是如彼那般处理好？"他就望着我，用发自心底那深沉的音调，拉长"是——的"回答我。他的回答经常是如此而已。

而我就必须深深寻思，化解两个看来彼此矛盾的抉择，最后得出一个能够兼容两个抉择各自优点的方案。

能如此，你就能两者兼收。

真正的瑜伽大师（不是所有自称为大师的人都是真正的大师），会经常用现实生活中两难的局面给弟子出难题。弟子必须从中磨炼心性，练出整合矛盾的手法，达到"等持"（sam-ādhāna），调和看似相互冲突的因素和部分，因而见到整体的实相。我在其他地方写过一个句子：

May your questions not be answered; may they be resolved.
愿你的问题得到的不是解答，而是得到化解。

也就是说：

· 你要在负面因素中找出所隐藏的正面因素。

· 心的惯性是制造对立，我们要学习化解冲突，摆脱惯性。

· 习惯成自然，次次走上老路，这就是"设定"。要解除内心所受到的这些"设定",才能养成新的、正面积极的观点。让人际关系重新出发,采取不同的沟通方式,乃至领悟到不同的哲理境界。

· 吠檀多哲学所谓的"设定"(upadhis),是我们沉陷于"幻境"(māyā)所产生的,所以要把我们的心和意识从这些设定解放出来。

这不过是古代智者所建立的许多解脱法门的一小部分而已。不论是《吠陀》中的谜语,还是卡比尔(Kabir)写的《乌拉邦思诗集》(ulat-baansiyaan),这些都是属于解脱法门的一部分。同样属于解脱法门的,还有中国禅宗(尤其是曹洞宗和临济宗)留下来的许多公案。

公案的功用,是把参禅的人逼出老套的思维方式,打破二分法的心念习惯。例如,有个众人熟知公案是:

单手击掌是什么声音?

师父不许参禅徒弟去研究前人留下来的答案,逼着他走入思维的绝境,在绝境中去寻找答案。

简单地说,这种法门的道理是,对立的二者之间还有第三条出路的可能,类似于黑格尔的正反合辩证法。

假如你无法同时投资两家你看上的公司,该如何决定?不妨找找看是否另有一家公司兼具这两家公司的优点,然后去投资那家公司。当然,真实情况不见得这么简单。我的学生当中,有些是企业的负责人,他们就采用这种方式去做出成功的商业决策。

多年以前,我住在南美的英属盖亚纳,因为开始学习美式英文而经常阅读《读者文摘》杂志。记得当时读过一则轶事,是根据世人对不同民族性格的偏见而编出来的。故事大意是:

一个女人和两个男人困在海中孤岛上，会发生何事？答案是，假如他们是西班牙人，女子会杀掉其中一名男子，然后和另一人结婚。如果他们是意大利人，其中一名男子会杀掉另一名男子，然后跟女子结婚。如果他们是法国人，就什么问题也没有。如果他们是英国人，他们彼此都不认识，因为还没有被人正式介绍过！

　　我以为，写这则轶事的作者没有问过，假如他们是印度人的话会如何？答案是，那名女子会和其中一名男子结义，互认为兄妹，然后由哥哥把她嫁给另一名男子。所以她能同时从两个人那儿得到不同的爱。

　　这就是鱼与熊掌可以兼得的办法。

　　两手都拿着糖。

第18课　如何在生活中实践

本书所建议的种种原则该怎么实践?

1.要保持每天静坐的习惯。这能带给你更深刻的洞察力，让你能够验证这里所写的都是实情。

2.在任何情况之下，都要保持额头放松，哪怕是面临火灾或怒气冲天之人亦然。

3.每二至三个小时，就静默二三分钟，觉知自己的呼吸，心中默念自己的咒语（若是身在冗长的会议中，不方便闭眼的话，睁开眼睛也行），无论坐着、站着，乃至其他姿势都行。有恒心地做下去，你的气质就会不同。

4.自我观察。每次偏离了本文所建议的原则，当下就要能观察到、觉知到。（我说话的语气，我所写的词语，是否可以不必这么严厉？我是否忘记了不要动怒、要谦逊的道理？我是否在炫耀自己的权力？）

5.决心愿力。决心下次要做得更好。不要有罪恶感，不要自责，不要自暴自弃。只要再下决心即可。

6.选一个(1)你觉得自己最容易做到的原则，以及(2)你觉得最不容易做到、完全和自己的习惯和性情相反的原则。开始去实践这两者。

7.以你自己创造的方式去实践这些原则。

8.每成功一次，就在心中记下来。把那成功的片刻留在记忆里，让它们成为未来激励自己的动力。你会见到成功能带来的好处。

9.不要让这些成功助长自己的骄气（瞧，我进步多迅速！我比较高尚！噢，看我是多么谦虚！）它们唯一的功用，是激励你在将来继续实践这些原则。

10.一旦你的某些性格因为实践你所选择的原则而有了改变，再挑另一条原则去实践，这会变得越来越容易。

所有的修行都可以用这些方式去做。

> Svasti① panthām anu-carema
> 祝你登上吉祥之途。——《吠陀经》

---

① Svasti（吉祥）这个字是"su"（美丽、和谐）加上"asti"（是）结合而成。

第19课 恕日与默日

印度有许多本土的宗教，其中最著名的三种是：吠陀传承（印度教）、佛教、耆那教。

在这其中，耆那教是将非暴力理念推行到生活每一个层面最严格的教派，是最虔诚、最讲求苦行的，其出家人在今天仍然是过着苦行生活的大师。从无史可考的时代，到大约在释迦牟尼的年代之间，耆那教已经相继传了二十四位被尊称为"造津者"（tīrthakaras）的祖师，奠定了整个教派的基础。

在古时，上面这三个宗教的出家人平日都四处漂泊，只有在雨季来临的四个月期间才定居在某地，称为"结夏安居"（cāturmāsya，字面意义是"四个月"）。这期间是他们用来沉思默想、打坐禅定、深入学习经论或是修法的时间。他们也在这期间收授新的弟子。

耆那教的在家信徒于结夏安居期间开始之时，会特别虔诚地庆祝，这就是为期八日的"斋节"（paryuṣaṇa，字面意义即是"断食"）。在斋节中，他们不进食，所有活动限于读经文、唱诵、听出家人说法等等。

到了第九日是"恕日"（Kṣamapana或Kṣamavani，还有其他印度语言的称呼法），就是印度历法第六个月（Bhādrapada，约跨过公历的八、九月）新月初起的第四日。

在这一天，每个人都要给予宽恕、祈求宽恕。当然也要放下一切对别人的谴责和意见，也要放下一切恼怒。

梵文"kṣamā"（宽恕）是由动词词根"kṣam"而来，词根的意思是"有容"。这就需要有本事忍受和化解一切攻讦。在《吠陀经》中，大地有二十一个名字，"kṣamā"是其中之一。意味着能宽恕之人，就像大地一样能负载一切，能容忍别人的践踏和挖掘。

有句梵文的谚语说：

kṣamā vīrasya bhūṣaṇam
宽恕乃勇者之配饰。

宽恕的理念在人类文化中比比皆是，举几个例子：

· 在印度传统的"好丽节"（Holi），大家要宽恕一年中所有遭受到的恶行和霸凌。

· 泰国文化中，孩子从小就学到发脾气是不礼貌的行为，成人在日常生活和与人相处时也要遵守这个规矩。

· 我实地访问非洲，了解到当地传统宗教在挑选和训练新的领导时，特别注重的品德是能控制愤怒的情绪。

世界上还有很多文化的例证，都是我们学习的对象。

耆那教的恕日

在耆那教的"恕日"（Kṣamavani）那天，要以"俗语"（Prākṛta，是梵文的姊妹语）来诵念《恕经》：

> *khāmemi savve jīvā savve jīvā khamantu me.*
>
> *mittī me savvabhūesu veraṁ majjhaṁ ṇa keṇa i*
>
> 我宽恕所有众生，愿所有众生亦宽恕我，
>
> 我与一切为友，不与一切为敌。

> *evamahaṁ āloiyaṁ nindiyaṁ grahiyaṁ duguṇchiyaṁ sammam*
>
> *tiviheṇaṁ padikkanto vandāmi jiṇaṁ cauvvśsam*
>
> 因此，我诚挚反省、羞愧、自责、憎恶（自己的过错），
>
> 我（为身、语、意）行三谢罪，顶礼二十四"津纳"

（耆那祖师）。

我们国际喜马拉雅瑜伽禅修协会应该也要遵守这个"恕日"。

巴厘岛的默日

另一个我要大家遵守的节日是"默日"。

印尼的巴厘岛有一个节日叫作"默日"（Nyepi），这是巴厘神圣又复杂的历法（名叫"Isāwara"）年度的最后一日，而他们的一年是两百一十天。例如，在二〇一二年，默日是公历的三月二十三日那一天。从早上六点到第二天早上六点，街上没有车辆行走，巴厘岛首府所在的国际机场也关闭二十四小时。当天不可以点火，照明灯具也只能露出微暗的光。

这天是"法寂"（dharma-śānti）之日，大多数岛上居民一整天要

斋戒禁食，不可以从事娱乐活动，要聆听"卡卡维音"（kakawin，为爪哇地区的古老语言，以近似梵文音调所谱写成的古典经文），要静思，保持静默。

第二天则是大家庆祝新年的首日，彼此互访，相互宽恕，并祈求宽恕。

这是非常美好的一种传统。

印度的默朔日

在印度传统中，很多人已经遗忘了，也有一个年度的静默日，叫作"默朔日"（Mauni Amāvaasya，Mauni意思是"为静默"，Amāvāsya意思是"无月之日"）。这一天是印度历法中第十一个月（Māgha，约于公历的二、三月份期间）的初一。

这一节日的由来是纪念"摩努"（Manu，人类始祖）于该日首度现身于大地，他后来和"莎塔茹帕"（Śatarūpa，意思是"百丽佳人"）成婚，才有人类。

比如在二〇一三年，这一天是公历的二月十日[①]，二〇一四年则是在公历的一月三十日[②]。

我们每一年应该要有一天作为"静默日"，也许你不接受"摩努"的传说，那你可以在自己的文化习俗中，去找和静默有关的日子，把

---

① 此日亦为中国农历年初一。
② 此日为中国农历除夕。

它定为你的默日。我开始进入五年的静默期①，希望各位朋友每年至少能腾出一天加入我，来分享静默，正如同大家在满月日和我分享一小时的静坐是一样的。

在默日，不要开车（紧急原因除外），不看电视，不要交谈，只是观察自心，沉思默想，持咒，学会在静默中付出爱，学会爱上静默。

希望我们心灵大家庭所有成员都能有自己的"恕日"和"默日"。

---

① 二〇一三至二〇一八年。

第20课　道德情操是瑜伽治疗的关键

　　自古以来，不论是中国、欧洲及印度的传统观念，还是三种亚伯拉罕宗教的神学理论（按：就是下文所谓的沙漠宗教），都一致认为人类行为的理则属于玄学的范畴。印度的《吠陀》大宗师，到佛陀、耆那教主等，中国的老子、孔子，三种沙漠宗教①的教主和圣人，欧洲的哲学家从毕塔格拉斯（Pythagoras）、塔利斯（Thales）到康德（Kant），他们经过仔细省思，都一再述说同样的观点，认为心灵和道德，也就是说内心的虔诚和行为的准则，具有相互依存的关系。他们都教人要有利他精神，行为举止不以私利为出发点，要培养高尚的情操。

　　瑜伽所教导的"耶摩"和"尼耶摩"（yamas、niyamas。前者是五种要戒除的行为，后者是五种要遵守的德行），与这些形而上的道德理念是完全一致的。依照圣人威亚萨（Vyāsa）对《瑜伽经》的释论，耶摩第一条的"非暴"（ahiṁsā）理念，是耶摩和尼耶摩之中最主要的道

---

① 犹太教、基督教、穆斯林教。

理，其他九种戒律的根本都是非暴，都是在发扬和实践非暴理念。因此，粗暴的情绪被视为是种"烦恼"（kleśa，意义是污染，是苦因），是需要净化、需要焚化的。

不过，在现今大多数人的想法中，情绪（bhāvas）和心情（vi-bhāvas）不属于道德的范畴，和行为准则没什么关联。例如，他们就不同意古罗马主张坚忍自制的斯多葛派（Stoic）、哲学家塞内加（Seneca）以愤怒为题的散文，或是寂天（Śāntideva）所著的《入菩萨行论》第六章的观点。

其实，欧洲的哲学理论传统，一直认为道德理念来自形而上的玄学，这种看法到了大约一个世纪之前才有了根本的改变。引起观念改变的因素很多，如：

· 进化论所主张的适者生存观念——达尔文（Darwin）

· 性对于人格的形成有主要的影响力——弗洛伊德（Freud）

· 以功利思想来支持资本主义和帝国主义的正当性——穆勒（Mill）、边沁（Bentham）

· 以经济为文明发展的主要动力——唯物主义哲学家

这些主张形成了新的思潮，否定了原本提倡利他主义、净化人心、情绪升华的哲学理念。影响所及，自我中心意识和个人主义成为举世工业文明和都市文明的主流人生观。社会对于教养的理念起了变化，"美德"（dharma）、"不为己谋"（niś-kāma karma）、"八正道"（āryāṣ āṅgamārga）的理念，已经不再受到重视。在美国，"我是我，你是你""动怒是正当的"等等语句，已经为教育或心理咨询界所通用。现在很少有人奉劝人家去忏悔（paścāt-tāpa）、改过（prāyaś-citti）。如果去寻求心理咨询辅导，所得到的建议反而是劝人把怒气发出来，而不是以道德升华为目的的手法来平静内心。

既然不必平伏自己的负面态度，就毋庸去学习入定，不必学习把愤怒的力量转换成创造力，所以整个现代都市工业文明的人类就有种自我毁灭的倾向，简直是慢性自杀。随着压力的程度节节上升，压力所产生出来的内分泌激素，被释放到整个神经和生理系统中，免疫系统的功能受到抑制，对疾病的抵抗力就减弱。

内心宁静能促使脑内啡的分泌，这能帮助我们应付各种"敌对"状况，而不会对它们产生过度的负面反应。愤怒和烦乱的心情都会抑制自身制造镇静剂，就容易引起种种身心疾病。

心脏疾病的调查研究指出，错误的饮食习惯是主要成因。可是错误饮食习惯的成因，来自于下列几种破坏性的情绪：

· 贪婪。

· 缺乏成就感，内心整体的满意度不足。

· 试图以填满肠胃来取代内在的空虚和寂寞。

再加上：

· 选择了不好的情绪状态。

· 对人生和对他人的敌意。

· 以自我为中心引致个人主义，引致孤寂。

如此就引起了心脏疾病。

再者，一个不广为人知的现象是，在心绞痛和心脏病发作时，一半是属于生理的，另一半是属于焦虑因素："我心脏病发了！""我要死了！"恐惧和焦虑又加重了心脏病发作的强度。因此，只要一般民众能学会如何"自我观照"（ātmāvalokana），自我控制，让自己镇定下来，就可以减轻焦虑的程度，因此心脏病发作的危险性是可以大幅度降低的。而这正是瑜伽的强项。

慈者生存

当今有些打着瑜伽治疗旗号的人，他们的考虑范围仅限于体位法、呼吸法等等，把体位和呼吸当作药方：用这个体位姿势来治这个病，一日三次。其实，真正的治疗是要靠身体力行"耶摩"和"尼耶摩"，以及要靠常被人遗忘的"愉悦心"（citta-pra-sādana，《瑜伽经》I.33）来重新调教自己的心地和情绪，让心地变成愉悦、清澄、稳定的地方。

现代社会依据科学理论，主张"适者生存"，鼓励激进心态，教人要敢于说"不"。可是科学研究也同时发现，愤怒更易导致心脏病发；和谐互助、推崇利他的社群享有较长的寿命；静坐有助于脑内啡的分泌，导致较少敌意和激进的行为模式。因此，最新的方向是，经由客观研究主观心态所表现出来的征兆，发现一个现象：如果不那么执着于利己，反而更能够利己。由此得出的结论是，科学的利他主义加上静坐的功夫，也就是又回到道德结合形而上学的立场，最后得出预防性的治疗方式。

关于这个论点，详情请参阅Pamela K. Peal等人在二〇〇五年九月刊行的《饮食失调国际学报》（International Journal of Eating Discorders, Volume 38, Issue 2, pp. 99-105）中所发表的报告：Shared Transmission of Anxiety Disorders and Eating Disorders。

每个时代的社会都会为自己设定某种理念目标，然后朝着这个目标前进，可是最后却往往发现自己到达完全不同的地方。现代的工业和都市文明依赖科学的理据来建立自己的价值观。可是那些价值观很多是在毁灭人性（当然也有些是有益于人性的）。今天大多数的心理学者和社会学者会称颂个人主义的优越性，可是生态学者和神经学者的研究却得出相反的结果。这些结果有很多是在肯定"旧"的价值观，例如：

·我们的内在可能隐藏着某些自己不知道的意志力，它可能帮助延缓心脏病的发作。统计数据显示，心脏病在星期一早上发作的情况明显较多。其中一种解释是病人不想让大家在周末时扫兴，所以就忍了下来。

·我们可以控制自己死亡的时间，例如为了要度过亲人的婚庆或某个重要节日，为了等待孙儿出生等等原因，而延迟死亡的时刻。

·我们已知，在那些大家彼此互信的社群中，成员的平均寿命会比较长，而在那些彼此猜疑、怀有敌意的社群中，成员的平均寿命就相对地短。

·更为人所熟知的事实是，性格易怒、敌视他人的人，比起其他人更容易罹患心脏病，而且发作起来也更严重。

·当今的科学文献也证明，饮食失调和焦虑有相当密切的联动关系。

·至于压力对激素分泌的影响（更科学的说法是，当压力感来临时，所侦测到的激素分泌量），以及在静坐或放松状态对脑内啡分泌的影响都是确实存在的，这些都不必在此多加说明。

·善念、非暴力的念头、和睦的心态，会导致脑内啡的分泌（与在静坐状态下所分泌的脑内啡相同），能够降低焦虑和压力的程度，因而大大减少了心脏病和免疫力失调发生的频率和严重性。

在内分泌学、神经学和其他学科领域的这些新发现，驳斥了"生存斗争"、"适者生存"之类的模式，让我们在绕了一大圈之后，又回到原本"慈者生存"的模式。

这个现象，请参阅例如二〇一二年七／八月号的《美国科学·心理》（Scientific American: Mind，"July/August 2012"，pp.62-65），由Daisy Grewal撰写的《好人终有好报的时刻》（*When Nice Guys Finish First*）。

利他心，《瑜伽经》第一篇第三十三经"四梵住"（catvāro brahma-vihārās: maitrī,karuṇā, muditā, upekṣā，亦即四无量心：慈、悲、喜、舍）之类的理念，虽然原本是心灵要遵行的德行，现在也可以视为身体健康之源。

前面那句话里的"现在"一词极为可议。因为在印度古代传统医学的典籍《恰拉卡集要》中，有四分之一的篇幅就是在阐扬这个道理：心病（ādhis，例如愤怒、贪婪等）能致身疾（vyādhis）。

因此，当今科学以及古代的《恰拉卡集要》都认为，"莫愤怒"不仅是心灵德行应该遵行的戒律，也是健康和长寿之源。

这就是瑜伽治疗的核心，就是在于实践遵守上面所说的"四梵住"，让心地清澄而愉悦。真正的瑜伽治疗，不仅仅是体位法和呼吸法，而是以"非暴"理念为中心的"耶摩""尼耶摩"，它们的效力在于：

分泌脑内啡，有助于降低我们所怀的敌意心态、培养慈悲心怀（作慈悲之观想）。这反过来又生出同样的脑内啡，会使我们的呼吸放缓［可以不费力地做到"长而细"（dīrgha-sūkṣma）的呼吸状态］，所以我们的呼吸频率就变得比较慢。而因为我们的"寿限"（āyur-dāya）是用呼吸次数来计算的，结果是我们能够比较长寿，这正是所有生灵最原始的愿望。

这就是用道德的情操作为瑜伽的治疗手段。

详情请参阅我过去开过的一门题为"心灵长寿"（Spirituality for Longevity）的课程①。

也许未来我们可以办一次研讨会，主题就是以"情绪净化"（bhāva-saṁ-śuddhi）作为瑜伽治疗的第一原理。

愿各位求道之人都能因此达成心地的和煦与和谐，这境地不但是健康的泉源，也正是健康的表征。

---

① 已经收录于中译本《心灵瑜伽》（亲哲文化），第十三至十九章。

第21课　智性圆融必备的方便智慧

我经常用"方便智慧"（upāya-kauśala pāramitā）来试验自己。这是发心成就智性一定要具备的十种圆融之一，也就是以圆融的方法和手腕来求得自己和众生的解脱。

无论是在教学、做机构的筹划，乃至与人沟通时，我都是在进行这项试验。

这个终生试验系列所带来的影响之一，是让我得出一些结论，然后据此制订我所有的"政策"，不，政策这个词太可怕，还是说"取向"好了。这结论是：

"教学"和"管理"没有区别，从家庭管理、机构管理、管理人际关系、管理沟通，乃至商业沟通都适用。管理就是在教学，都会反映出自己对于"非暴力"（ahiṁsā）、"慈爱"（maitrī）①等原则所证悟到的程度。

---

① 百利文是 metta。

基于这个结论，我面对的艰难任务是开始从头调整自己。这需要将自己从有记忆那天以来，一切所累积的成见、"心中印记"①都要更换。

　　只要是对人生的永恒目标，以及非暴力、慈爱等原则无所助益的，就不要珍惜，就要予以扬弃。

　　因此，在机构中、在家庭中，与人共处时，要充分觉知每一位成员都有缺点，因为他们跟我一样，都还没有到达圆融完美的境地，我就一定要：

　　· 明白每一位成员的能耐不同，在圆融道上的进展有别，但都有可用的长项。

　　· 不要老是去看他们的缺点。

　　· 继续"利用"他们的长处，对于他们能力范围内所提供的付出，要予以肯定和表示欣赏，不要批评他们。

　　· 继续等待，等他们把自己不足之处变得圆融完美为止。要耐心等待、等待、再等待，即使等上好几辈子也在所不惜。像我的上师为了等我到达圆融完美的境地（唉，当然还没有到达），已经耐心等上好几世了。

　　· 要不断地试着设计、重新设计我们这个团体的组织，以帮助成员完成这些目标。

　　· 所以我一定要（我们都一定要）继续以"方便智慧"来试验自己。

　　这就是我一切决策所秉持的取向。

　　我在此要呼吁所有的朋友、家人，请检查自己所抉择的原则、手

---

　　①　"心中印记"（saṃskāra），举凡一切言行经验都会在心地中留下永恒的印记。

法、取向，是否（1）符合我们的灵性目标，（2）能促使我们对永恒价值的向往，因而（3）有助于、能用于我们的心灵使命。

请务必在这个议题上多花些时间去思考琢磨。

在我们的心灵团体中，有好几位已经依各自的能耐，成功做到某个程度的"方便智慧"。所谓各自的能耐指的是，能够挣脱自己心中印记，以及印记所形成的情绪和脾性等习气。

请不要把（1）私人生活和（2）教学以及机构的行政管理划分为二，要继续朝着成为"大圣"（jina）之途，勇猛前进。

微不足道者（a-kiñcanaḥ）①

斯瓦米韦达·帕若堤

---

① 我有两种落款的方式，都是说梵文的人所惯用的。一是"无所是者"（a-kiñcanaḥ），微不足道之人。另一种是"仆人之仆"（dāsāṇudāsa），是仆人（上师之仆或神的仆人）的仆人。字尾加的"ḥ"，如 a-kiñcanaḥ 或 dāsāṇudāsaḥ，是梵文文法中表示"主格""单数"。

第22课　未来五年的内在修行功课

前面几篇所谈到瑜伽修行的运用和实践，如果内在没有一种深厚的平和宁静状态，是不可能做得到的。

要深化这种宁静，让它成为我们永久的性情，就非要靠持续的静坐、沉思、持咒不可。

做好这些功夫需要决心，需要"愿力"（saṅkalpa-bala, saṅkalpa-śakti）。

在进一步讲下去之前，有几个步骤要先提醒一下（这是特别为了那些还没有照着做的人而说）：

·静坐之前要先洗浴净身（至少每天那次主要的静坐之前要做），换上干净宽松的衣服。

·座位周围要保持整洁美化。

·使用的坐垫（毯子、椅垫）要清洁，要叠得平整。

·如果需要，你可以燃香，或者点一根蜡烛或一盏油灯。

·不要期待任何境界，每一坐都献给上师灵，或者献给传承的上师们。

希望大家在未来五年中能够养成和强化自己的愿力，我建议几个方式。

①要研读、持颂六首《希瓦正愿颂祷》。

颂祷文句的意义已经翻译成一本英文小册（*Shiva Sankalpa Sutra*），颂祷的梵文逐字读音也做成了录音（都请向学院的出版社洽询）。

如果能够经常持颂《希瓦正愿颂祷》（*Śiva-saṅkalpa Sūktam*），成效是：

· 内心平静

· 心能得定〔所指的是"有智定"（samprajñāta samādhi）〕

· 得最终三摩地大定。

把这六首颂祷背起来，至少要背住第一首。

研读、了解，并思索它们内在深邃的意涵。

如果连一首全文也无法背下来的话，就反复持颂每一首的最后一句梵文：

tan me manaḥ śiva-saṅkalpam astu

愿我心如彼希瓦

其中的关键字是"śiva-saṅkalpa"（愿如希瓦），在上面提到的那本英文翻译的小册中有解释它的意义。

持颂希瓦正愿是用于普遍加强自己的愿力。

至于发特殊的愿，例如要依照本书第18课《如何在生活中实践》，其中第6条的（1）和（2）发愿去实践的，在发愿之前可以使用下面这段咒语，每天至少持颂一遍，直到所发的愿成就了为止。

vratānām vratapate vratam cariṣyāmi tat te prapravāmi

tat śakeyaṁ tenardyāsam idam aham amṛtāt saptam upaimiṁ

噢，护持誓愿之主，吾谨禀报，今发此愿，誓必遵行。

愿吾得加持，力能如愿遵行。愿吾得所增益，今时此

地，吾扬弃不实之道，得庇护于实道。

②参究"摩诃偈语"。

我给大家一句"摩诃偈语"（mahā-vākya），你们未来五年要好好
去参、沉思其中的义理。摩诃偈语是一种短小简洁，几乎没有句法的
话语，目的是供人沉思于其中。下面是一句最高深的偈语：

om kham brahma

嗡 空 梵

它字面简单的"意义"是：

om：请阅读斯瓦米拉玛有两本解读《蛙氏奥义书》（Māṇḍūkya
Upaniṣad）的著作。

kham：空，虚空，超越的"无"。

Brahma：梵，无上、遍及、绝对之真实。

日常之间，除了你自己的咒语之外，不要把心放在其他的心思活
动上，你要日夜不断地参究、沉思这句摩诃偈语。它不需要像咒语一
般去重复持颂，而是用来培养疑情，在心中衡量自己言行所依据的道
理是否安妥。

③加强练习深入静默。

每星期腾出半天来，完全静默。

每个月固定几天做静默。

离家找个安静地方，自己守静，根据我们所定的指引，有系统地去做。

每隔一些时候，就来我们学院守静。

组织自己当地喜马拉雅瑜伽协会的成员或同好者，安排守静活动。

如果有人可以帮忙带孩子，夫妻可以一起参加守静，那真是很大的福分。

但是，所有这些活动都不可以对自己的家人造成不便或困扰。

④反复聆听有关的上课录音和指引。

以练习下一步的放松法、静坐、睡眠瑜伽，直到完全熟练为止（是依我们对"熟练"的定义，真正地熟练）。

⑤询问你的指导老师，你接下来该做什么"修咒"（puraşcaraṇa）的功夫。

询问之前，请阅读我写的《特殊咒语》小册（收集于《夜行的鸟》一书中）。

⑥扩大推广每个月的"满月静坐"。

⑦定期前来学院打坐、持咒、沉思。

切记什么是修行。闭着眼睛打坐只能算是比较容易的修行。把"耶摩""尼耶摩""清明愉悦心"的原则，应用在实际生活和对人处世上，才是更高难度、更高深的修行。

我祝你

jīvan-muktir asminn evāyuṣi
就在这一世得到今生解脱（开悟）。

图书在版编目（CIP）数据

瑜伽就是心灵修行 /（印）斯瓦米韦达·帕若堤著；石宏译.
—北京：北京时代华文书局，2020.6
ISBN 978-7-5699-3601-8

Ⅰ．①瑜… Ⅱ．①斯… ②石… Ⅲ．①瑜伽—基本知识 Ⅳ．① R161.1

中国版本图书馆 CIP 数据核字（2020）第 035655 号

中文简体版通过成都天鸢文化传播有限公司代理，经大雁文化事业股份有限公司橡实文化授权中国大陆地区独家出版发行。非经书面同意，不得以任何形式、任意重制转载。本著作限于大陆地区发行。

北京市版权局著作权合同登记号 字：01-2017-4345

瑜伽就是心灵修行
YUJIA JIUSHI XINLING XIUXING

著　　者 | ［印］斯瓦米韦达·帕若堤
译　　者 | 石　宏

出 版 人 | 陈　涛
责任编辑 | 周　磊
执行编辑 | 李唯靓
责任校对 | 凤宝莲
装帧设计 | 孙丽莉　赵芝英
责任印制 | 訾　敬

出版发行 | 北京时代华文书局 http://www.bjsdsj.com.cn
　　　　　　北京市东城区安定门外大街 138 号皇城国际大厦 A 座 8 楼
　　　　　　邮编：100011　电话：010-64267955　64267677
印　　刷 | 三河市嘉科万达彩色印刷有限公司　0316-3156777
　　　　　　（如发现印装质量问题，请与印刷厂联系调换）
开　　本 | 880mm×1230mm　1/32　印　张 | 7　字　数 | 174 千字
版　　次 | 2021 年 10 月第 1 版　印　次 | 2021 年 10 月第 1 次印刷
书　　号 | ISBN 978-7-5699-3601-8
定　　价 | 48.00 元